经方躬行医案集

闫云科 著

闫峻 马俊清 闫钊宁 王海焱 王燕兵 整理

人民卫生出版社
·北京·

图书在版编目（CIP）数据

经方躬行医案集 / 闫云科著 . —北京：人民卫生
出版社，2024.1

ISBN 978-7-117-35898-9

Ⅰ. ①经… Ⅱ. ①闫… Ⅲ. ①医案 – 汇编 – 中国 – 现
代 Ⅳ. ①R249.7

中国国家版本馆 CIP 数据核字（2024）第 007977 号

| 人卫智网 | www.ipmph.com | 医学教育、学术、考试、健康，购书智慧智能综合服务平台 |
| 人卫官网 | www.pmph.com | 人卫官方资讯发布平台 |

经方躬行医案集
Jingfang Gongxing Yi'anji

著　　者：闫云科

出版发行：人民卫生出版社（中继线 010-59780011）

地　　址：北京市朝阳区潘家园南里 19 号

邮　　编：100021

E - mail：pmph @ pmph.com

购书热线：010-59787592　010-59787584　010-65264830

印　　刷：人卫印务（北京）有限公司

经　　销：新华书店

开　　本：889 × 1194　1/32　**印张：**6.5　**插页：**2

字　　数：141 千字

版　　次：2024 年 1 月第 1 版

印　　次：2024 年 3 月第 1 次印刷

标准书号：ISBN 978-7-117-35898-9

定　　价：68.00 元

打击盗版举报电话：**010-59787491**　　E-mail：**WQ @ pmph.com**
质量问题联系电话：**010-59787234**　　E-mail：**zhiliang @ pmph.com**
数字融合服务电话：**4001118166**　　E-mail：**zengzhi @ pmph.com**

著者简介

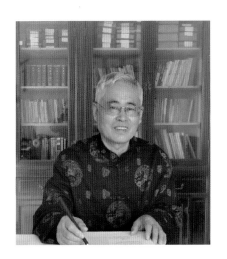

　　闫云科，汉族，山西忻州人，副主任中医师，1947年生，1965年至1968年就读于忻州卫生学校西医士班，毕业后在忻县公社卫生院工作，先后跟随梁致堂、李映淮、刘绍武诸先生临床。1979年全省招考中医师，录取后被分配到忻县人民医院；1984年调至忻县中医院，任院长，2001年退休。

　　临床主张以病机为圭臬，抓主证作标靶，有是证用是方。著有《临证实验录》《经方躬行录》，并作为主要负责人整理出版山西李翰卿先生遗稿《伤寒论113方临床使用经验》。

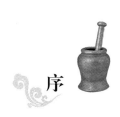

序

　　余之出身本非中医世家，步入杏林实乃机缘凑泊。历五十余载，耕耘于仲景伤寒之园，往返于芸芸病患之中。回阅医档，如睹众患之容，其病痛之戚戚、其愈后之欣欣，皆历历在目也。

　　东汉医圣张机之《伤寒论》，为后世垂方法、立津梁。《四库全书总目提要》谓"得其一知半解，皆可以起死回生"，为嬗嬗不朽之作，仗之解危救羸，福泽苍生。余涉经方之学，初窥于典籍，后师从梁致堂、李映淮（李翰卿之子）、刘绍武诸前辈，蒙恩师耳提面命，遂渐窥堂奥。遵师长"三阳三阴为纲，执简驭繁，统治百病；以病机为准绳，知犯何逆，随证治之；以主证为标靶，出手中的，各个击破"之教，有是证用是方，见是症投是药，屡屡获益。所作之病案，乃临床之纪实。治愈者有之，不愈者亦有之，仅作同行及爱好者交流或异日临证之参考，无自得炫耀之心，存引玉拔疴之愿。面对诸不愈者，唯愧学艺未精而不敢稍生怠忽也。

　　《临证实验录》《经方躬行录》面世已逾十载，其间收读诸多师友鼓励、交流和建议之书信，受益良多，感佩至深。亦助余祖孙三代，矢志经方，研习应用，精勤求索。悬壶经年，乐也融融。

医海沧桑，境患常易。患来难测，方无预定。因患者而方，随变化而调，力求明其因而达其精，疗其疾而舒其身，此正余等共愿躬行者也。今再述病案，开仲圣筵，唯期回馈社会，感恩大众，普利病患耳。

闫云科

2023 年 8 月于书斋

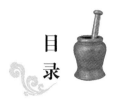

目 录

○五　麻黄汤类方案

〇六　麻黄细辛附子汤类方案

〇七　小柴胡汤类方案

〇八 白虎汤类方案

〇九 大承气汤类方案

一〇 乌梅丸类方案

一一 其他类方案

○一

四逆汤类方案

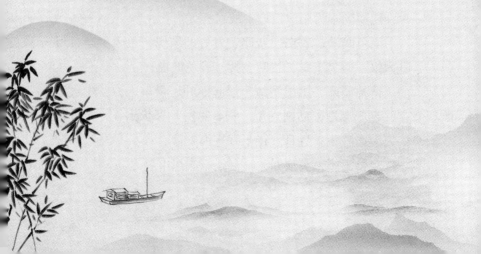

四逆汤浅说

四逆汤由附子 15～30g、干姜 20～30g、炙甘草 30g 组成，一般水浸 30～120min，煎 60～90min，约 600ml，分 3 次服。危证、重证，用量及煎服法则另当别论。

《素问·生气通天论》云"凡阴阳之要，阳密乃固"，言阳密阴自固也。《伤寒论》346 条谓"死，有阴无阳故也"，可见阳气之重要。阳虚一般以心脾肾阳虚为主，尤其是肾，因肾阳为诸阳之本。若阳气不足，诸功能障碍，饮食入胃，难以化生气血而为身体之累。如血凝为瘀、津聚为痰、液变为饮，痰饮、瘀血等毒邪，相互蕴结，为祸脏腑，蹂躏肢骸，甚者可成瘤、成癌。四逆汤为扶阳之方，临床使用以脉沉迟细微、畏寒、手足不温为标的。若等手足厥冷、下利清谷、冷汗淋漓、脉微欲绝时投用，则怀才不遇、永锢金屋，因有此症者多奔西医急诊室矣。

四逆汤本为阳虚而设，故对：

面色暗淡、苍白、灰暗、发青、黧黑，色夭少泽，目眶内陷，眼袋下垂，目睛少神，唇色淡白；

精神萎靡，困倦嗜睡，晨起面肿，身重无力，少气懒言，音低息短，动则气短，胸膺憋闷，喜长出气，大骨枯槁，大肉陷下，昼日烦躁不眠夜而安静；

清晨头痛，头顶如冰，喜戴帽或热巾裹之；

饮食不思，恶心欲吐，口干不思饮、饮则热水，且不多饮，便秘，便溏、下利清谷，五更泻，二便失禁，尿频，尿清白无力，饮一溲一，癃闭；

性欲淡漠，阳痿早泄；

月经不调，带下清稀，久不受孕，痛经，崩漏；

齿痛浮摇；

胸、背、腹冷痛，昼轻夜重，肠鸣，腹肌挛急；

背畏寒，腰、脊、四肢关节冷痛；

自汗出，易外感，形寒肤冷，冬季尤甚，四末不温，甚者手冷过肘，足冷过膝，前额、耳廓、鼻尖均冷，口鼻气冷；

遇冷即喷嚏，清涕如水，咳嗽气短，喉中痰鸣，痰涎清稀如水，或黄稠，痰不易出，夜间较重，或倚息不得平卧，喘息不安，息如游丝；

疹毒内陷；

疮疡久不愈合；

舌质淡白，舌体胖大，齿痕显，青紫舌，舌嫩红、绛嫩无津，或多津，水滑舌，灰黑苔，或白腻、黑腻；

舌颤抖，或舌强不能伸，或舌冷；

脉沉迟，沉缓，或数，或促，沉细微，尺脉弱者……

皆可投用。

若呕吐，下利，亡血，大汗，漏汗，时间较久，程度较甚，津血亏竭者，则宜四逆加人参汤救治。

冠心病之治，应以扶阳为主。时下个别医生，不重视辨证论治，一听说西医诊为冠心病，便予活血化瘀，或口服血府逐瘀汤，或输丹参注射液，如此之治，或可暂效，久服必然不效，或反益重，何也？此斤斤于心主血脉而忽视心为阳中之太阳也。长此以往，阳气必损，故补阳应为首务，绝不可主次颠倒。

四逆汤证病机为阳虚，阳虚何以而成？妄汗、妄吐、妄下、失血过多、寒邪侵袭皆可致阳气骤衰，甚至亡阳；先天禀赋不足，久病不愈，妄于劳作皆阳虚之因也；《素问·生气通天论》云"阳气者，烦劳则张"，泛指体力、脑力劳动过度而阳气耗损，如力小任重，日以继夜，饥饱劳役及万事劳心，皆可致阳气损伤；《素问·上古天真论》之"法于阴阳，和于术数，食饮有节，起居有常，不妄作劳"是秘阳之法，可见饮食无制系阳虚原因之一。时下不少人听信多吃水果则健康之说而恣意生冷、饱餐瓜果，反季节水果常年噬食。读《素问·脏气法时论》"五谷为养，五果为助"可知，水果不可过量，过必损阳。雪糕、冰激凌随意食之，冰镇啤酒、饮料动辄饮之，以及凉茶、牛奶、酸奶等，经年冷饮，阳气焉能不伤！

起居失常，晚上不睡，早晨不起。问诊获知，晚10点睡觉者甚少，12点至凌晨1、2点有之。子时阳生，不睡眠而兴奋于网络游戏，焉能不伤阳气！神疲懈怠，目胞黑暗，熬夜之标志也。古有顺天者昌、逆天者亡之警句，何谓天？宇宙运行之规律也。日出而作，日落而息，皆有定律。岂能迟迟不息！《素问·四气调神大论》谓"早卧晚起必待日光"宜于冬季起居，余以为深秋、早春，水冰地坼，亦需如此，方无扰乎阳。

不妄作劳，主要指性生活勿过度。

医界受温病派寒凉之风影响，清热下火、凉血解毒占据医药领域，乃至"冬至服安宫牛黄丸，可降脂、降压、预防心、脑梗死"云云，信口雌黄。一说炎症，不辨阴阳，即投金银花、连翘、板蓝根、黄芩、黄连、生石膏，或诸多抗生素、激素，无论哪种抗生素，较苦寒中药有过之而无不及，皆伤阳之药也。临床观察，反复发炎，经常用抗生素者，多阳气不足也。

鹑衣百结、衣不遮体是贫穷写照，然当下着装前露肚脐，后显命门，时髦乞丐服，过早穿凉鞋（或赤脚），将肉体暴露于外，致阳气损伤于无知之中。及清晨空腹洗澡，常年游泳练体，及冒雪霜雨露者，皆有伤阳气也。"寒从脚下生"，有脚是第二心脏之说，其离心最远，脂肪层薄，保温力差，故脚冷后胃痛、泄泻、痛经者常有之。

居室、办公室空调温度调得甚低，致机体有冬无夏，亦为阳气损伤之因。夏季是阳长阴消季节，人体毛孔张大，阳气向外扩散，冲凉、贪凉，均可致阳气损伤，寒邪内郁。

附子辛温，《本经》谓："治风寒咳逆邪气，温中，金疮，破癥坚积聚，血瘕，寒湿痿躄，拘挛膝痛，不能行步。"可温阳逐阴，为天之骄子，回阳之先锋。行十二经络及督脉，善补命门真阳，能温少阴之里，复亡阳、疗沉疴、起死人、肉白骨。论其量，有用500g之案例报道，与《药典》规定量相距甚远。用大量者，必有其独到经验。先师李映淮讲述，其父李翰卿治心衰者仅用1～3g，亡阳者10～15g。如治一风心病、二尖瓣狭窄分离术后心衰，症见高度水肿，心悸，喘不得卧，脉数而结，地高辛等药不效，拟附子1g、白芍1.5g、茯苓1.5g、白术1.5g、人参 1g、杏仁 1g，一剂症减。门人求胜心切，以十倍量与之，症复盛，改原量，效。蒲辅周治阴津损伤、阳虚欲脱案，处方西洋参二钱（系引用原始记录，一钱为 3g）、川附子一钱、石菖蒲七分，当晚阳回肢温。可见量之大小与疗效不完全成正比，四两能拨千斤，星火可以燎原，关键在于善用。先贤急救虚脱者用生附子，扶阳用炮附子轻剂，镇痛用炮附子重剂。当前，生附子买到不易，一般药房所备皆制附子。余一般温阳用 15～30g，回阳救逆用 30～60g，予阳虚兼阴虚、气虚、血虚者，从小量用起，之后据其脉症，予以增加，多在 15～30g 之间，并用干姜、炙甘草。甘草健中解毒，干姜温阳除寒，二药既助附子温阳回厥，又制附子之毒。四逆加人参汤，多用于亡阳津亏之救治，方中人参用量需 15～30g。

附子中毒，多发生于用量大，煎煮时间短，及阳虚程度轻者。先师李映淮诫余，其父李翰卿谓，肢厥脉微，大汗亡阳者，及脉弦紧细缓之沉寒痼冷者，少有反应。个别病例，用量不大（10g），煎煮时间不短（50min），何以中毒？余以为类青霉素过敏反应，体质之异也。余临床有过两例附子中毒案，一例为二尖瓣置换 6 年后之中年女性，以心悸（房颤）、失眠、自汗、便秘求诊。因舌质淡，脉沉细，拟桂枝加附子人参汤，附子仅用 10g，煎煮 2 次，每次 30min，药后一时许，出现面舌、四肢麻木，恶心呕吐，泄泻，头晕，无力等症，血压 80/60mmHg，渐至休克，急令急诊，当日下午 6 点回家，据说仅输葡萄糖而已。察看未煮附子，色黑如炭，干瘪质虚，尝之咸涩，不知产于哪里？如何炮制？一例为青年男子，形体不弱，结婚数年未育，镜检精子死亡率百分之九十。因其畏寒肢冷、舌胖淡、苔白腻，开大黄附子汤（附子10g），服用后子夜时分心跳不宁、唇舌麻木，入院紧急处理。检视附子，同样色黑味咸。故之后一直使用未经胆巴浸制之江油炮附片，煎前冷水浸泡60～120min，浸透可节省煎煮时间，30g者煮60min，服前尝试，以唇舌不麻为准。亡阳救急者，不需浸泡，边煎边服。

《扁鹊心书》曰："人之真元，乃一身之主宰，真气壮则人强，真气虚则人病，真气脱则人死。保命之法，灼艾第一，丹药第二，附子第三。"故投四逆汤时，当并施艾灸。

亡　阳

高君之母，74岁，患高血压20余年，之后又病心肌梗死（2次）、慢性肾功能不全，血糖亦高，故常常造访医院。2017年4月9日不慎摔倒，右股骨颈骨折，住某医院，14日股骨头置换，术后转ICU病房。3日后突然昏迷，医生下病危通知书，几经抢救，病无好转，家属见已无望，遂出院以备后事。余子峻，与高君挚密，时峻赴鲁应诊，电话嘱余速予诊视。下午4时许至，子女围母哭泣，亲友们折叠纸钱，忙乱临终事宜。患者不省人事，双目闭合，面黄如枳实，夭然失泽，唇、舌、指甲发绀，气息如丝，手冷过肘，足冷至膝，尿袋尿液红浊（手术后尿管未拔），大便遗泻无度，脉象沉微似无，血压测不到。

脉症观之，此亡阳重证也。《中藏经》云"阳者，生之本"，本案年老体弱，风中之烛，久抱数疾，气血虚衰，本非松柏耐寒之躯，复经骨折、手术、输大量冰冷液体，致阴气益盛、阳气益虚，一线弱质，乌能抗拒。目下业已阴阳垂绝，危若朝露。当此千钧一发之际，唯有回阳一法，或可力挽狂澜。拟四逆加人参汤加味：

附子60g、干姜60g、炙甘草60g、人参30g、山茱萸90g。2剂。

嘱大火急煎，边煎边灌（约5点），并艾灸涌泉。

次日凌晨4点16分，2剂将尽，患者脚缩，知足心灼痛，逐渐苏醒。9点诊时，声音低微，气不相续，手足转温，下利减，脉沉细，血压90/60mmHg。痓疷已启，危象渐失，破茧成蝶，全赖阳气。故附子补天之石，仍需重用，守方不变，频频服之。至午，血压升至130/76mmHg，诸症渐减，下利止。第三日，精神大好，思食索之，血压稳定130/80mmHg，脉象沉细。拟：

附子30g、干姜30g、炙甘草30g、人参15g、白术15g、茯苓15g、黄芪30g、牡蛎30g。

嘱每日1剂，停原降压、降糖等西药。

之后之治，由闫峻主持，30余剂，神沛知饥，语声洪亮，原医院检查，除陈旧性心梗外，血压、血糖、肌酐、尿素氮均在正常范围。

古谓生死由命，若非仲圣方药雄猛，司命官能施恩，余不信也。

肺 癌 转 移

王某，女，64岁，原平市人。因腿脚水肿，2017年6月住山西省某院，诊断为肾病综合征，用激素等治疗20余日后出院，12月病情加剧复住原医院，经肾穿确诊为Ⅱ期膜性肾病。2018年6月因高热40℃、腹痛住忻州市某医院，CT检查：左肺癌、右髂窝转移性瘤、腹壁肿物、左额颞占位灶、双肺炎症、左胸腔积液，鉴于体质、病况，不能手术，亦未化疗、放疗，仅予消炎、支持治疗，住院15日返乡。于2018年7月11日来诊。

望其体胖面胕，眉间驻愁，目泪沾睫，舌质淡红少津。询知不咳嗽气短，亦未咯血，易饥能化，口不干、不苦，大便溏，日1次，小便频，神疲乏力，畏寒喜温，盛夏犹不敢单衣薄被，下肢发冷，腿脚水肿，傍晚尤甚。血压高19年，不头痛，不眩晕，日服苯磺酸左氨氯地平2.5mg，血压仍170/86mmHg，泼尼松已服年余，初10片/d，3个月后每3周减半片，刻下3.5片/d。切诊：腹微满，右少腹可触及拳头大之癥块，质硬，压痛不显。下肢不温，压之凹陷。脉象沉滑略数。

所携化验单：白细胞$10.6×10^9$/L，红细胞$2.95×10^{12}$/L，血红蛋白83g/L，血小板$141×10^9$/L，总蛋白42.9g/L，白蛋白23.4g/L，球蛋白19.5g/L，尿素8.99mmol/L，肌酐86μmol/L，尿酸225μmol/L，甘油三酯2.29mmol/L，总胆

固醇 3.59mmol/L，微量总蛋白 1.49g/L，尿蛋白（+++）。

天天住苦海愁城，日日与药箱为伴，如此东海捞月，愈期难料，着实愁苦不堪。且癌瘤凶顽，怙恶肆虐，蹂躏脏腑，噬食血肉，患之，多垂垂待毙，无复生理。今症状林林总总，然庐山真面目——阳虚也。刻下饮食胜昔，脉沉滑数，大腹便便，形同发福，一似实证、热证，实泼尼松副作用也。而神疲乏力，畏寒肢冷，舌淡便溏，乃阳气虚损之明证也。阳虚则水谷精微不化津液而成痰，与气、瘀相合，凝结成瘤、成癌，其随气升降，无处不到，转移至腹不足怪也。治疗应以温阳之鞭直指其本，四逆汤则首选方也，加白术、茯苓、黄芪扶正健脾。攻坚汤为刘绍武老师所制，覆军斩将，无坚不摧，合之则阳气复，癥块消。然阳虚非短期形成，恢复亦需时日，若有愚公之恒，或可有望康复沦陷之肺。

泼尼松——肾上腺皮质激素，如此大量，经年服用，原本铜墙铁壁之卫御系统业已栏断垣残。内外奸宄，蠢蠢而动，如蚕食叶，为害一方。故停用激素，调复免疫系统为确当之举，然又不能骤停，当据脉症以定。

附子 45g、干姜 45g、炙甘草 45g、白术 15g、茯苓 15g、黄芪 45g、紫苏子 30g、牡蛎 30g、夏枯草 30g、王不留行 60g。7 剂。

西药除苯磺酸左氨氯地平照服、激素缓减外，头孢等消炎、利尿药皆停用。

二诊：水肿减，守方。

三诊：水肿大减，神疲轻，柳暗花明之象小萌，嘱泼尼松 10 天减 1 片，守方续服。

四诊：腿脚劳后仍肿，畏寒大减，神气充沛。泼尼松1片/d已8日。右少腹肿物似有似无，脉来沉滑，峰回路转已显，原方续服。

五诊（10月5日）：共服91剂，泼尼松已停26日，近期周身肢体疼痛，恶心，胃纳减少，此停激素之故也。腹诊少腹癥块不见，B超果然。CT检查肺部，左肺仅见纤维条索影。化验白细胞5.7×10^9/L，红细胞4.32×10^{12}/L，血红蛋白124g/L，血小板220×10^9/L，总胆固醇5.13mmol/L，甘油三酯2.54mmol/L，总蛋白60.4g/L，球蛋白22.3g/L，白蛋白38.1g/L，肌酐76μmol/L，尿素4.04mmol/L，尿酸400μmol/L，微量总蛋白0.50g/L，尿蛋白（+）。

罗刹已遁，二竖子毙。肾病见轻，仍需调治。今纳呆恶心，属脾胃虚弱，升降失调，拟半夏泻心汤和之。其阳气之复，指日可待。

附记：11月24日电话得知，患者守方（附子30g、干姜30g、炙甘草30g、黄芪60g、车前子15g、白芍30g、白术15g、茯苓15g、牡蛎30g、生姜5片、红枣10个）36剂，精神充沛，纳便正常。原医院检验，除甘油三酯略高外，血、尿各项指标均正常。膜性肾病告愈！

肺　癌

李某，男，79岁。2020年5月25日至6月3日住省肿瘤医院，诊断为右肺上叶癌、双肺门及纵隔淋巴结肿大、心包积液。因年龄、体质等原因，未手术、放化疗，仅对症治疗数日，告知生日无多，遂出院求服中药。

李衰年迟暮，面黄肌削，唇焦失荣，舌淡微青，有裂纹，苔白腻，舌下脉络怒张。询知咳嗽、气短数月，加重两月，平卧短气尤显，痰清稀白沫，胸、肩、背痛。畏寒膝冷，足踝水肿，倦怠无力，整日卧床，难以成寐，时躁动不安，问其所苦，犹不自知。胃纳呆钝，大便艰难，赖麻仁丸通幽。切得脉象沉弦，尺脉甚弱，腹无压痛。

观其脉症，肺癌源于阳气虚弱，痰瘀互结也。夫阳气者，生命之本也，《内经知要》："苟无阳气，孰分清浊？孰布三焦？孰为呼吸？孰为运行？血何由生？食何由化？"本案患者阳虚已久，虚则御外、纳化、升降诸功能障碍，致痰凝血瘀成癌。癌细胞恶性增殖，与时俱进，攻城略地，荼毒至深，欲"枭首当悬白鹊旗"，绝无可能。唯扶正益阳，化癥抑癌。若中阳有复，纳运振奋，土旺生金，或可减轻痛苦，延缓生命。麻仁丸虽可通便，然此证并非脾约，久久用之，徒伤阳也。拟：

附子30g、干姜15g、炙甘草15g、白术30g、茯苓15g、王不留行30g、紫苏子30g、牡蛎30g、夏枯草30g、瓜蒌30g、半硫丸6g。每日1剂。

半月后，咳嗽减，胃纳增，大便日一行，仍畏寒肢冷，守方续服。

2021年8月4日CT检查，肿瘤如旧，未见增大及周围扩散。精神状态尚可，咳嗽偶见，知饥思食，大便一两日一次，舌淡红，舌下脉络瘀青，脉沉弦细。原方去半硫丸，加肉苁蓉30g、黄芪30g。

2022 年 5 月 17 日来诊，病情稳定。年余未诊，余以为跨鹤西去，2023 年 10 月 3 日，李介绍一人来诊，知其安好。

乳腺癌骨转移

岳某，39 岁。2010 年 12 月 24 日在武汉某医院行左乳腺切除、左腋窝淋巴结清扫术，病检：浸润性导管癌。术后化疗 8 次，放疗 25 次。2013 年 11 月 5 日，在原医院行右乳腺切除、右腋窝淋巴结清扫术，术后化疗 3 次。2017 年右胸、肩臂疼痛，经医院骨扫描：右侧第 5 肋局灶性点状放射性分布异常浓集影，医生遂作出骨转移诊断。岳绝望至极，拒绝住院。我市侯先生闻之，荐余诊治。

2017 年 10 月 12 日，余在广西巴马休养，岳从深圳至。叙称六七年间如惊弓之鸟，挣扎于恐惧、疼痛之苦海中。化疗药表阿霉素，用 PICC 管静脉滴注，PICC 管在体内埋留半年之久，其间恶心呕吐，如翻江倒海，嗌不容粒，形销骨立，头发脱光，白细胞减，反复高热。因药水呈红色，致至今望红生畏。他莫昔芬片、地塞米松片服用 2 年，因导致视力下降而停。25 次放疗，胸壁烤糊，周围皮肤水疱累累，溃溢淋漓。每进医院，心舂股栗，殆不可遏。如此耗费 30 余万，忍着手术、化疗、放疗巨大痛楚歼敌，癌细胞未灭反盛，竟转移至骨，真天欲亡我！自知沉疴弥留，生日无多，常椎心泣血，朝哭暮泪。继而询知右胸肋疼痛，左锁骨、左臂水肿，难受之状不亚于痛，碗端不起，梳难以持，日轻夜重，穿紧束袖求减。侧卧下臂麻木疼痛，平卧后背灼热疼痛，不停翻转，彻夜难眠。神疲乏力，动则汗出，胃纳尚可，大便鸭溏，三四日一行。口干思冷，然饮食稍冷即腹痛泄泻。腰脊酸痛，夜间尤甚，臀部发冷，体畏寒复恶热。月经愆期，量多有块，经期腹痛，经前一周左右，心烦易怒，肢体胀痛如绳索捆缚，需刮痧缓解。望其面色黯淡，唇色少荣，舌质淡、齿痕显，苔薄白。切诊：左锁骨、右胸肋、脐右拒压，左臂肿，不发热，脉沉细，双尺微弱似无。

脉症观之，此虚实相兼证也。实者，气滞血瘀也。其肢体胀痛，日轻夜重，经期诸症，皆肝郁气滞、脉络瘀阻之象。《傅青主男科·腰腿肩臂手足疼痛门》云"手足心腹一身皆痛……治肝为主，盖肝气一舒，诸痛自愈"，故疏肝逐瘀为其首务，邪去则正安也。虚者，脾肾阳虚。观其腰脊酸痛，臀冷畏寒，食冷泄泻，两尺微细似无，皆脾肾阳虚之症。且从《医宗金鉴·四诊心法要诀》"命门属肾，生气之原，人无两尺，必死不痊"看，显属重证、危证，宜当脾肾双补，正胜则邪退也。故扶正逐邪，不可或缺，皆调复机体卫御之能也。窃思自问，接手如此重病，欲枯木再荣，岂非吴刚伐桂、异想天开！以胃纳尚可，后天之本有继，故敢一试，非毫无成竹也。且其状悯，其言恳，泪眼婆娑，实不忍拒。即使无功，尽力无悔。如此匡正祛邪，整体调治，或许有望。因痛肿势甚，且月经将汛，故先予疏肝逐瘀。温补脾肾，经毕再议。

柴胡15g、半夏15g、党参30g、甘草10g、桃仁30g、桂枝 15g、大黄 10g、枳实 15g、白芍 30g、五灵脂 15g。
7 剂。

经期加服三七粉 3g。并嘱晚饭少吃，10 点睡觉。

二诊：巴马服药 3 剂，日泻三四次，疼痛明显减轻，嘱返深圳后续服。

之后诊治，主要用微信。云锁骨、胸臂疼痛大减，水肿消退大部，夜可入睡，经前诸症减轻，痛经未作。腰痛、臀冷如故。接下之治，宜补脾益肾、温阳逐邪。拟：

附子 15g、干姜 15g、炙甘草 15g、黄芪 30g、党参 30g、白术 15g、茯苓 15g、续断 30g、杜仲 15g、牡蛎 30g、王不留行 30g、夏枯草 30g、紫苏子 30g。每日 1 剂。

嘱下届经前 1 周服用下方：

柴胡 15g、白芍 30g、枳实 15g、茯苓 15g、当归 15g、甘草 10g、桂枝 15g。

每日 1 剂。经期加三七 3g。

三诊（2017 年 12 月 5 日，海口）：锁骨、胸臂微有酸胀，按压始痛，不按不觉痛也。腰痛亦轻，睡寐甘甜，神疲自汗皆减。纳可，大便日 1 次，先干后溏。经前症状消失，痛经不再。舌淡红，苔薄白。腹软无压痛，脉沉细尺弱。

癌肿凶顽，人皆知之、畏之。手术失败，化、放无奈，转移至骨，侵驻膏肓，足见其凶。据其虚实辨证，未投白花蛇舌草、半枝莲、蝎、蛇、蟾蜍等所谓抗癌药，仅平淡无奇之品而诸症日臻缓减。似此进展，大可成春。

附子 15g、干姜 15g、炙甘草 15g、黄芪 30g、牡蛎 30g、王不留行 30g、夏枯草 30g、紫苏子 30g。

四诊（2018 年 8 月 10 日，忻州）：面色红润，容光闪烁，语声洪亮，自觉身体与病前无异，常参加一些公益活动，或上门销售。累则腰痛于晨，起床活动自止，臀冷不再。纳化可，食水果不泻。经期舒坦，再未刮痧。皮肤时痒，无疹无癣。舌淡红，苔薄白，脉较前有力。

脉症相参，气滞血瘀业已无影，肾阳充益日就月将。否极泰来，宜因循守旧，温补继续。拟：

附子 15g、干姜 15g、炙甘草 15g、补骨脂 30g、沙苑子 30g、牡蛎 30g、杜仲 15g、当归 15g、川芎 10g。2 日1 剂。

五诊（2018 年 11 月 2 日，巴马）：岳神采奕奕，星目炯炯，询知饮食二便正常，睡寐甘甜，偶见腰痛，舌淡红少苔，脉来沉细，尺脉已显。料凤凰涅槃，应无悬念，遂未书方，嘱全面检查，再商方药。

2018 年 12 月 7 日，微信发来检查结果，CT：颅脑未见异常；DE：双肺正常；ECT：骨异常活跃灶基本消失；B 超：双腋下、锁骨上下窝未见肿大淋巴结，肝、胆、脾、胰、子宫附件皆未见异常。化验雌激素 6 项、糖类抗原、癌胚抗原皆正常。岳拿到检查报告，首先告余：我好了！语音哽咽，听得出激动无比。

说明

患者在治疗期间，感冒一次，服桂枝加葛根汤获愈。皮肤瘙痒时轻时甚，服桂麻各半汤有效，但至今时有肤痒，此皆未录于案。

共服约 300 剂，花费约 13000 元。善后方为金匮肾气丸加鹿茸、胎盘、黄芪、人参为丸，令服百日。

2020年10月26日原医院检查，未发现异常。2021年至2023年，每年检查，均未见异常。

患者公益助学多年，虽病仍乐此不疲，足见宅心仁厚，余也未收分文，亦算善因善果吧。

余每年国庆后去巴马，而后赴海口，翌年4月回忻州，故有三处就诊点。

直肠癌转移

刘某，52岁，吕梁柳林县农妇。腹胀、大便脓血，因家境不裕，沉绵半年始寻医。山西省肿瘤医院镜检：直肠癌，病检：腺癌Ⅱ级、肠周淋巴结癌转移。术后腹胀，时腹刺痛，凡两月余，于2019年5月11日来诊。

望其面色萎黄，形瘦颊削，唇枯少荣，一脸憔悴，舌质淡，齿痕显，边尖红赤，苔白腻。询知胃纳尚可，口不干、不苦，嗳逆频频，大便或一日五六次，或两三日不便，努挣则肛门疼痛，小腹重坠，矢气多而凉；倦怠神疲，畏寒甚，足膝冷；胸胁满，喜叹息，心烦少寐，晨醒全身冷汗，心悸不已。诊其腹，心下拒压，少腹硬如石板，手术切口周围汗水津津；切得脉象沉弦细弱。

癌，一个可怕、可恶之病，加之转移，多抱疴弥留，活率甚微。欲擒欲灭，绝非易事。观本案症象，属阳气亏虚、肝郁血瘀、虚实相兼证也。盖下血日久，癌瘤肆虐，复经手术创伤，阳气焉能不虚？虚当补之，然气滞血瘀，补则资邪助癌。李中梓《医宗必读》云"至实有羸状，误补益疾，至虚有盛候，反泻含冤"，本案至虚复至实，何以为治？固然是扶阳匡正，逐瘀消癥。拟：

附子30g、干姜20g、炙甘草30g、枳实15g、三棱30g、莪术30g、大黄10g。7剂。

如此重症，竟投大黄、棱莪重剂，一似铤而走险，然不打其七寸，二竖子焉能低头，且有四逆汤扶正，谅无大碍。药后，日泻三四次黑色脓血便，腹胀减轻，未有虚损加重之象，电话嘱咐守方。14剂。

二诊：腹胀大减，板腹略软，压痛减轻，大便一日三次，无脓血，神疲亦轻。仍胸胁苦满，心烦，难以入睡，有时竟通宵不寐。舌尖红，脉沉弦细。细询之，2009年丈夫车祸身亡，后经人介绍成双，本以为梅开二度，双宿双飞，岂料自确诊后，男竟形同陌路，精神上不安慰，医药费不支付，再后电话不接，隐遁无影。刘病恨交加，气绝胸怀。此情此况，草木之药岂能获效，几句宽言何以释然？劝人离婚，本不德之行，然如此姻缘，情薄如纸，名存实亡，存之徒增烦恼，解脱未尝不好。拟四逆汤、散加味：

附子30g、干姜20g、炙甘草30g、枳实15g、白芍15g、柴胡15g、紫苏子30g、王不留行30g、牡蛎30g。

离异后，坚持每日1剂，心烦、睡眠逐渐好转，其余诸症皆有改善。守方加白术15g、茯苓15g。

嘱饮食清淡，早睡少劳，远恨寻乐。水滴石穿，缓缓求效。

继服半年余，刘面色红润，体貌焕然，语声洪亮，昔日槁项黧黬、夭然不泽之象荡然无存。云服 200 剂左右，腹不胀不痛，胃纳甚好，大便日行一二次，体重增加 11.5kg，足膝温暖，畏寒不再，腹软无压痛，舌质淡红，脉象沉缓。此阳气恢复，脏腑安和也。所持近日 B 超报告：肝、胆、脾、胰、肾、子宫附件、腹腔、盆腔均未见异常；化验单显示：血、尿常规，肝、肾功能，甲胎蛋白、癌胚抗原、糖链抗原等指标皆在正常范围。虽命运多蹇，屡遭不造，幸长缨在手，缚住苍龙。今脏腑衡常，气血充和，嘱停汤药，服附子理中丸三月。

◎ 后记

2021 年 5 月 23 日原医院复查，未见异常。2022 年 8 月 10 日 CT 检查：肺微小结节；胃镜：反流性食管炎；腹部 B 超：左肾结石，余未见异常；肿瘤标志物各项皆正常。2023 年 4 月 12 日胃镜：慢性非萎缩性胃炎；肠镜：未见异常。

肝　癌

潘某，男，59 岁，三亚市人。2017 年 10 月在广州某院行肝癌切除术，术后化疗四个疗程，出院后服甲磺酸阿帕替尼片治疗。近因水肿、纳呆，于 2018 年 3 月 6 日求诊。

患者称，化疗始即饮食乏味，一如嚼蜡。嗳逆、腹胀，大便两三日一行，小便黄赤，全身浮肿，下肢尤甚。三亚本热带气温，然仍畏寒不已。虽经治疗，症不见轻反日渐赢悴。头闷脑涨，患高血压已多年，日服苯磺酸左氨氯地平 2.5mg，血压多在 144/94mmHg 左右。兄弟四人，皆肝硬化，两人恶变，一人已逝，自知涸辙之鲋，时日不多，故局蹐不安，寝寐不甘。所持化验单甚多，摘近期几项以示：甲胎蛋白 155μg/L（正常 0～25μg/L）、球蛋白 40.1g/L（20～35g/L）、白蛋白 / 球蛋白 0.96（1.5～2.5）、前白蛋白 173.7mg/L（200～400mg/L），转氨酶等肝功能皆高于正常。观其形脱神衰，面浮肿，唇暗红，鱼目般眼噙有两颗浑浊泪珠。察看舌苔，黏稠涎液随即流下，舌体淡胖，舌下静脉瘀阻，苔白厚腻。切得脉来沉滑无力，诊得腹胀满无压痛。

脉症观之，此阳虚痰瘀为患。《素问·生气通天论》云"阳不胜其阴，则五脏气静（静又有作争者）"，静则痰聚血凝，为瘤为癌。今虽病入膏肓，然见期望值甚高之神情，不忍拂之，先予扶阳益气、化瘀消痰，权当投石问路。拟：

附子 30g、干姜 30g、炙甘草 30g、白术 60g、茯苓 15g、黄芪 60g、牡蛎 30g、三七粉 6g（冲）。7 剂。

二诊：胃纳略增，大便日一行，水肿减，此阳气流通之象也。恶魔低头，实属不易，温阳培土，任重道远。阳充则运化，土厚则植蕃，此扶正祛邪之治也。守方 14 剂。

三诊：疗效虽姗姗来迟，然毕竟已过千里岷山。患者面生笑容，眉颦尽失。云胃纳几近病前，腹胀、水肿不再，睡寐安甜。舌淡胖，苔白腻，脉沉弱。守方21剂。

四诊：症无不适，6月7日化验，甲胎蛋白55.49μg/L，其余指标亦不同程度降低。嘱守方续服。

癌病治愈不易，能带病生活足矣。患者兄弟四人皆病乙肝，可知由母传染，若早期防治，或可幸免。

后话：今冬至琼，闻患者擅自停服降压药，1周后脑出血，省医院抢救无效死亡。未死于肝癌而亡于脑出血，唉，遗憾！

强直性脊柱炎

蔡某，男。2015年12月18日初诊，年方十八，腰脊、双胯、下肢疼痛业已5年，是年疼痛益甚，遂住海口某医院。经核磁共振、CT检查，化验HLA-B27阳性，诊断为强直性脊柱炎。服柳氮磺吡啶、双氯芬酸钠等疼痛可减，停则复痛。目睹躯体残废，终身轮椅之强脊患者，心生畏惧，四处寻医，杂药并投，病不见好，反致耳鸣、耳聋。某院耳鼻喉科MR：颅脑左放射冠区小变性灶，鼻咽顶后壁略增厚。诱发电位检查：听神经至脑干传导障碍。诊断为药物性耳聋。

望其面色苍白，容貌羸悴，肩削项长，形销骨立，舌质淡，齿痕显，苔薄白滑。询知腰胯疼痛日轻夜剧，着冷尤甚，难以下蹲，翻身困难，颈项强，转侧不灵。近又双足掌、右膝关节疼痛难忍，不能着地。胃纳不馨，大便日一次，小便清利。诊得手足冰冷，腹肌挛急，右膝关节肿胀灼热、拒触（X线片：关节腔积液），脉沉弦细。

《素问·痹论》云"肾痹者……尻以代踵，脊以代头""痛者，寒气多也……其寒者，阳气少，阴气多"，《素问·至真要大论》云"诸寒收引，皆属于肾……诸痉项强，皆属于湿"，《伤寒论》274条"太阴中风，四肢烦疼"。由是观之，此脾肾阳虚，寒湿肾痹也。盖脾肾阳虚，寒湿不化，凝滞经脉，经脉泣而不通，筋骨失养，疼痛遂生，天长日久，腰脊逐渐强直，四肢艰于屈伸。年未弱冠，竟委顿经年，着实令人怜悯。

强直性脊柱炎，西医认为系以脊柱为主要病变之慢性病，累及骶髂关节，引起脊柱强直、纤维化，属自身免疫缺陷疾病。免疫缺陷，岂非真阳不足！故补益阳气，祛逐寒湿为本案治疗大法。待阳气流通，阴气无滞，痛自失也。

附子30g、干姜30g、炙甘草30g、苍术30g、茯苓15g、桂枝30g、白芍30g、葛根30g、车前子15g、忍冬藤30g。7剂。

二诊：四逆汤如初升红日，阴霾启散，其道大光。凌晨项强、腰胯痛减，足掌痛止，膝关节积液已吸收，耳聋耳鸣亦有改善，胃纳增加，大便日一行，手足仍冷，脉沉弦细。痉门已启，大法不变，拟：

附子30g、干姜30g、炙甘草30g、桂枝30g、白芍30g、苍术30g、茯苓15g、杜仲15g、骨碎补30g。每日1剂，服用半年。

2018 年 12 月 30 日，彼携女友来谢，云腰脊疼痛不再，今在某公司工作。

不 孕

王某，女，30 岁，婚后五年未孕。虽服药不断，却未能如愿。2017 年 4 月 30 日初诊，云月经先后不定，量一般，经前乳胀、腹痛，经期泄泻，末次为 3 月 19 日至 26 日。素畏寒，小腹发冷，四末不温，腰脊酸痛，少腹发硬，带多清稀。胃纳可，大便干燥，二三日一行，小便正常。望其面白少华，体胖腴，十指全无甲印，舌淡胖，齿痕如锯，苔薄白多津。诊得脉象沉缓，少腹不温，壁硬无压痛。所持某院超声报告单提示：多囊卵巢。

多囊卵巢，西医谓以月经不调、闭经、不排卵或迟排卵、多毛、肥胖、痤疮为主症之内分泌疾病。今脉症分析，属阳虚阴盛，冲任虚寒证也。阳虚以脾肾虚弱为主，故腰痛、经期泄泻也；阴盛则寒湿留注胞宫，是以少腹硬满冷痛，带下如水。似此冰天雪地，粟焉能萌。《内经知要》："火者，阳气也，天非此火，不能发育万物，人非此火，不能生养命根，是以物生必本于阳。"倘阳气足，寒湿尽，岂有不孕之理？治当温阳气，调冲任，充血海，逐寒湿。拟：

附子 15g、干姜 20g、炙甘草 30g、桂枝 30g、当归 15g、川芎 10g、苍术 30g、茯苓 15g。7 剂。

5月9日二诊：仍未行经，余症同前，唯便秘解矣。守方加益母草30g。7剂。

5月25日三诊：5月20日经汛，腹痛、泄泻见轻，畏寒肢冷亦有改善。药既中病，须再接再厉，"咬定青山不放松"，以求得瓜得豆之获。因在太原工作，回忻不便，嘱原方减益母草。21剂。

6月17日四诊：腰脊痛止，畏寒大减，四末转温，腹壁变软，带下已微，胃纳香，大便日一行，舌淡白，齿痕显，脉象沉滑。疗效虽蜗行牛步，姗姗而进，毕竟痉门已开，硕果有望。原方续服21剂。

8月2日五诊：诸症不再，上届月经按期而至，此示春回阳谷，冰融冻解。今又愆期10余日，诊脉呈喜象，化验检测，果妊矣。

不　寐

贾某，女，44岁，教师。不寐两年余，初为七情所伤，烦心事难以尘封，戚戚于心，至夜辗转床褥，竟夕不寐。白昼则倦怠神疲，授课不力，于2020年6月6日来诊。

望其面白少华，貌显萎靡，舌质淡，苔薄白，齿印深。询知入睡难，耳内如居蜩螗，争鸣竞噪。心烦躁，易惊恐，睹电视惊险场面，亦心悸不已，瑟缩不安。胸时痛，阴天或降温时明显，疑心脏病，赴省城大医院做心脏冠状动脉CT，显示未见异常。素畏寒，自汗出，膝胫发冷，着厚衣，盖重被，如居三冬。胃纳尚可，大便一日二三次，夜尿频。月经准，量多。切得脉象沉细，腹诊腹软无压痛。

《四圣心源》"卫气入于阴则寐"，《医法圆通》云"肾阳衰而不能启真水上升以交于心，心气即不得下降，故不卧"。本案虽发于肝郁七情，然刻下尽显阳气虚弱。观其阴重晴轻，畏寒喜温，便知阳气式微。耳鸣、心烦为阴火上腾，不得归阴。故当温补阳气，镇降潜纳。若阳气足，则升降有序，心肾交泰，阴火潜降，自可寐也。拟：

附子30g、干姜15g、炙甘草30g、白术15g、茯苓15g、肉桂10g、牡蛎30g。5剂。

四逆汤加味辟散群阴，迎阳归舍。6月8日患者微信讲：一剂便沾枕即寐。

失眠系用清醒惩罚自己，其痛苦之状不可殚陈。余常用酸枣仁汤、柴胡加龙牡汤、百合地黄汤取效，四逆汤证者，鲜遇也。以此唤醒祝融，长绳系日，自有春和景明。

男性乳腺增生

张某，男，73岁。左乳疼痛月余，不可触碰，于2021年5月27日来诊。

望其面白微胖，左乳肿大，肤色如常，舌淡胖，苔白腻。询知胃纳尚可，大便日一行。素畏寒，膝足不温，夜难入寐。皮肤瘙痒多年，仍在服湿疹西药。触摸乳房有寸余大小肿块，质不硬，有触痛。脉象沉缓，腹无压痛。

男子乳房，不显山露水，默默无为，古稀之年，不甘寂寞，竟然丰肥，何也？西医谓男性乳腺增生，系雄激素低下、雌激素增高所致。雄激素低下，不正是肾阳虚弱？加之素畏寒足冷，舌质淡胖，脉象沉缓，其阳虚诊断笃定无疑。《疡医大全》云"男子乳头属肝，乳房属肾"。阳虚则肝气易郁，痰湿易生。痰气相结，是以增生作痛，延治误治，恶变成癌，不是没有可能。刻下当温阳为先，散结随之。

附子30g、干姜15g、炙甘草15g、王不留行30g、牡蛎30g、紫苏子30g、夏枯草30g。7剂。

二诊：疼痛略减，仍不可触，脉舌同前。此阳气仍未流通，温阳之治不可怠也。守方14剂。

三诊：四逆攻坚如犁庭扫穴，药后疼痛大减，肿块变软，湿疹痒减，寐仍差，舌胖淡，苔白腻，脉沉缓。若坚持温阳除湿之治，定能稳操胜券。守方加白术15g、茯苓15g。14剂。

四诊：肿块消失，疼痛不再，畏寒明显改善。湿疹时痒，睡寐仍差，本应继续施治，因去北京看望女儿，遂停。

瘾　疹

贾某，男，49岁。皮肤瘙痒六年余，初仅双胫，后蔓延胸腹、上肢、颈项，解衣就寝时尤剧。先是鸡皮疙瘩，

搔则见米粒、绿豆大小丘疹，越搔越痒，越痒越搔，难以
睡眠，抓破渗血痒方得减。

望其面白少华，舌质淡，齿印如锯，苔白腻，舌根厚
垢，病处皮肤增厚，表面粗糙，色褐，间有血迹。询知病
前河道捞砂二年，居室湿，衣被潮，从此染病。纳可，大
便日一行，小便清利。素畏寒，常有下地窖冷飕飕之感。
着凉、食冷即泄泻。头汗出，齐颈而还，恶风。某院诊断
为荨麻疹，服抗过敏药甚多，皆不效。诊得脉象沉滑，腹
无压痛。

《金匮要略·中风历节病脉证并治》"邪气中经，则身
痒而瘾疹"，瘾疹、痦瘰等皮肤病，历代医家多认为系风、
湿、热为患，而隋·巢元方有云，"阳气外虚则多汗，汗
出当风，风气搏于肌肉，与热气并，则生痦瘰"，指出阳
虚为病之根本。本案患者自幼畏寒，着凉即下利，自视老
生子（父母高龄所生）故，实先天阳气不足耳。复因居住、
作业于卑湿之地，致寒湿入体，与风为奸，结为狼狈。时
隐时现，神出鬼没，蹂躏肌肤，为祸腠理。何以治之？祛
风燥湿，固当重要，而温益阳气，尤属重中之重。拟四逆
汤合麻杏薏甘加味：

附子30g、干姜15g、炙甘草15g、麻黄10g、杏仁
10g、薏苡仁30g、苍术30g。

服10余剂，痒减。30余剂后，春到人间草木知，瘙
痒不再。增厚皮肤业已柔软，腻苔渐化，齿印仍显，畏寒
明显减轻，全身有汗出之势。因患者经济不支，原方打
粉，早晚各6g。

湿为阴邪，重浊黏滞，侵入体内，难解难化，如油入

面（系古人对湿邪形象之说）。除调补肺脾肾外，生活中避寒凉、少肥甘、节晚餐、不熬夜，皆远湿之为。

皮肤病，包括一切皮肤过敏性病症，以往多从中风、湿热、血燥着手，常用桂枝汤、桂枝麻黄各半汤、麻黄连翘赤小豆汤取效，用四逆汤加味获效，首次也。

附记

微信询知患者愈后停药，月余后复发，省二院诊断嗜酸性粒细胞增多性皮肤病，用西药治疗。

头　痛

王某，男，42岁。凌晨5点左右头痛而醒，日日守时，已达年余。2021年7月20日来诊。

王面腴体胖，大腹便便，神色黯淡，舌淡胖，苔白腻。诊问间口气颇重，甚是刺鼻。询知既当老板，又开车装运，事无巨细，碌碌亲为，饥饱劳役，致诸症逐渐加身。痛在后枕督脉，醒后半小时左右自解，整日首重如裹，神疲懒怠，腰腿重痛，胫膝无力，身劳汗出，内衣冷湿。胃纳尚好，口不渴，小便自利，大便一日三行。高血压9年（最高时190/120mmHg），自服参芪压片糖果以治。诊得脉象沉滑，腹软无压痛。测得血压148/106mmHg。

督脉，阳脉之海，总督一身阳经，络于肾，与肾荣衰与共。肾阳虚衰，诸症蜂起，督脉亦难以独善。凌晨阴气极盛，由是痛于凌晨。真阳不足，则寒湿内盛，故有首如裹、身重如带五千钱等湿盛征象。治当扶阳补肾，温化寒湿。拟：

附子 30g、干姜 15g、炙甘草 15g、苍术 30g、茯苓 15g、枸杞子 15g、补骨脂 15g。7 剂。

二诊：可睡至自然醒，头痛已失，头重神疲诸症亦轻，舌脉如前。此阳气复，病邪退，需步前迹。守方 7 剂。

《素问·上古天真论》"食饮有节，起居有常，不妄作劳"，此健康之道也。王起居无律，以妄为常，饥饱劳役，积劳成疾。气血透支于无形，阳气耗损于岁月。单凭药物难以为功，故建议多逸少劳，知足生活，奈彼贪夫徇财，不遵医嘱，不改旧习，遂以技薄辞之。

缩 阳 症

易某，78 岁。面白胖，体修伟，曾任某县医院领导。退休后患糖尿病，后又添抑郁症，整日双眉锁愁，两眼凝虑，除进食、排便外，常年睡卧炕头，缄口不语。2022 年 12 月 24 日，其妻微信求助，云易阴茎收缩入腹，下身呈一黑洞，令人观而生畏。当地寻医，俱辞不治，益惶之。

询知龟缩业已两日，腹不痛，肢不厥，睾丸无异，安然悬挂。缩前未有寒邪直中。微信交流显示舌质淡，嫩润无苔。

《素问·至真要大论》云"诸寒收引，皆属于肾"，肾阳虚损，阴寒内盛，是以收引也。患者长年睡卧火炕，足不出户，因而无畏寒肢冷，然舌质淡嫩已昭示阳虚火衰无疑。以肾主二阴、阴器系肝经所循，故需肝肾同治，温肾暖肝，遂书四逆汤加吴茱萸。方中附子，《长沙药解》谓"入下焦而暖肾，补垂绝之火种，续将断之阳根"，正其大显身手之时。

附子 30g、干姜 15g、炙甘草 15g、吴茱萸 15g。3 剂。

1 剂露头，未尽剂即复常貌。

羊　水　少

崔某，26 岁。妊娠 6 月，孕检羊水深度 2.9cm，省城某院认为羊水少，令每日两小时内饮水 2000ml。饮后胃满肠充，茶饭无心，连饮 2 周，颇难坚持，询问中药能否增多羊水。此说令余莫名其妙，虽不懂西医之科学理论，难道羊水是饮后入胞？固然，体内一切液状物，即血、尿、汗、泪、涎、涕、奶及羊水皆源于饮食，然皆需诸脏腑协同以成。《素问·经脉别论》"饮入于胃，游溢精气，上输于脾，脾气散精，上归于肺，通调水道，下输膀胱，水精四布，五经并行"，即述水饮代谢之全过程；陈修园"血之道，化中焦，本冲任，中溉浇"，言脾胃生化气血，以充益冲任，浇灌脏腑。羊水同样由气血化生，由脾运以充、冲任以滋，岂能大量饮水以增！今孕妇胃纳一般，大便稀溏，日一二次；早晚少腹隐痛不适，如有扇扇，足冷，晴阴转变、气温下降时尤其明显；带多清稀；口不干，舌淡苔薄白，脉象沉缓，皆一派阳气不足，脾虚寒湿症象，岂可如此浇灌涝田！如此之治，实不敢苟同。渴欲饮者，仲圣告诫要少少饮之，以和胃气。言外之意，多饮有伤胃气。中医无羊水少之说，故可无视，唯以阳虚寒湿马首是瞻。《金匮要略》附子汤温脾阳、化寒湿，治妇人怀娠六七月之腹痛恶寒，少腹如扇，与本案正合。拟：

附子 15g、白术 30g、人参 10g、茯苓 15g、白芍 30g、炙甘草 6g、干姜 15g。7 剂。

二诊：附子汤长风破浪已显威，药后少腹疼痛、畏寒明显减轻。大便日一次，仍不成形，舌质淡，脉沉滑不缓。B 超显示羊水深度 5.4cm。此阳气渐复，寒湿渐散故也。药既中病，当然守方续进，一气呵成。原方 7 剂。

附记

以羊水少求治，此前未逢，羊水过多倒是治过一例（前四胎俱妊娠四月后羊水突增，压迫早产，见《临证实验录》），患者虽严控饮水，亦不喝粥，然羊水仍未减少。余宣肺、健脾、补肾以治，最终足月生产。

咽　痛

郭某，女，33 岁。年余来咽喉反复疼痛，每吃油炸、烧烤食品便疼痛、化脓，一般服清热解毒剂可减。近因食烧鹅疼痛五日，服蒲地蓝消炎片不效，微信求诊。

郭素虚弱，气血不足，今春因月经不至、咳嗽漏尿面诊时，彼面色黯淡，眉宇间贮满憔悴之神。询知咽痛终日，吞咽尤甚，不发热，不畏寒，讲话稍多便声音嘶哑。胃纳尚可，食后化钝，大便鸭溏，日一二次，口不渴。屏幕显示，舌质淡，苔薄白，咽部淡红，双乳蛾甚大，脓点颇多，咽峡关隘堵塞大部。

咽喉为肺胃之门户，外感风寒、风热，肺胃实火、虚火，皆可致咽喉为殃。刘力红先生说："吃一点油炸东西就上火，甚至闻到一些油炸东西也上火，是体内火太多了？阳气太旺了？实际往往不是，是经络堵了，气血不通了……舌脉反映多是一派虚寒景象，这时用温药，附子、干姜、肉桂放胆用，经络凝滞温通了，再多火也能吸纳。"今患者口不渴、舌质淡，乳蛾淡红而非深红、焮红，其阳虚火炎，明若观火。经云阳虚生寒，何以复生热？曰：阳气不充，脾虚土怯，不唯运行障碍，生化亦明显不继，乃致津液亏损，虚火郁遏，烧烤油炸食品一触即燃。《素问·阴阳类论》云"喉咽干燥，病在土脾"，本案肿痛正是脾土虚弱。治当温脾阳，促运化，绝不可投以寒凉。阳得复，脾得健，津液得生、得运，其火自息，仲圣小建中汤治手足烦热、咽干口燥即是先例，所谓甘温除热是也。以其不畏寒，肢不厥，不选四逆汤，复以纳谷可，腹无满痛，不选理中汤，斟酌之下，似以甘草干姜汤为妥。干姜火生土，土厚则植茂，甘草土伏火，火伏方持久。

炙甘草 20g、干姜 10g。

二剂毕，竟"忽如一夜春风来"。云：疼痛大减，神疲转沛，唯脓疱如先。脓由肌腐而成，溃则迅速除之，免其继续深腐。白芷一药，《本草纲目》谓其有排脓生肌之能，合于方中，如虎添翼。

炙甘草20g、干姜10g、白芷10g。3剂。

6月2日微信告知，疼痛止，吞咽自如，脓点结痂，大部分业已脱落。

烦　躁

班某，男，85岁。有中风夙疾，CT检查：脑萎缩、脑梗死。2023年3月4日不慎跌倒，致左股骨胫骨折，住院后病毒感染，高热不休。热退后，3月16日股骨头置换。术后烦躁不宁，翻滚躯体，29日晚从床上掉下，致手术失败，30日重新复位。然烦躁有增无减，于4月7日求诊。

班衰年迟暮，神情呆滞，面色黯淡，舌甲错无津，苔色黑黄，肢体捆绑于床。喃喃独语，言语不清。询知夜间烦躁不寐，乱抓、乱动，稍不留神即掉下床来，故布带捆绑之。白日安卧，时而清醒，时而糊涂。茶饭不思，大便干燥，3～5日灌肠一次。诊得脉象沉微而缓，额、耳、手、足、膝发冷，当脐悸动，舌硬如石，燥不湿手。

《伤寒论》61条："下之后，复发汗，昼日烦躁不得眠，夜而安静，不呕不渴，无表证，脉沉微，身无大热者，干姜附子汤主之。"系误于汗下，津液尤其是阳气大伤，致虚阳外越，属重症险症，需回阳救急。本患者虽未经汗下，手术创伤犹汗下也。今老与病同步而至，如风中残烛，瓦上晨霜，急当补垂绝之火种，续将断之阳根。烦躁、舌燥、不便、谵语，有似胃家实，实阳气大虚之证也。何以识之？手、足、额冷、脉微知也。

干姜15g、炮附子30g。2剂，水煎1小时，约成400ml，频频灌之（不可能顿服）。

二诊：烦躁明显减轻，清醒时多，口干思饮，大便干秘，舌仍甲错。此津液亏竭，阳气大伤，拟四逆加人参汤阴阳双补。

人参10g、附子30g、干姜15g、炙甘草10g。7剂。

按：余师刘绍武先生生前讲，若夜里安静，无所谓昼日烦躁不得眠，应是夜而烦躁不得眠。余深以为然，虽诊治不多，所见者皆夜里烦躁不眠。尝闻家人抱怨：他（她）白日安睡，养好精神，晚上故意为难我们。

刘师谓微脉是细脉、涩脉相合也，还说：此证者常有夜间猝死，不可不知。

有注家认为昼日烦躁系阳气虚弱，得白天阳气相助之故，余以为虚实应取决于脉症而非昼夜，否则，胃家申酉时烦躁何以解释？

附子中毒案

李某，女，55岁。陕西洛川人，在海口疗养，与余为邻。2010年2月25日来舍求诊。云6年前做二尖瓣置换术，术后状况尚可。去冬因房颤住东莞某医院，经治疗房颤消失，症状缓减。唯失眠、便秘年余不愈，每日须服安眠药方可入寐，大便1周左右一行，需开塞露以导。望其面白少华，舌淡红少苔。询知去冬以来反复感冒，热不甚，唯畏寒恶风，背脊尤显。自汗出，汗前发热。胃纳不佳，口不干苦，不欲饮，不思冷。不心悸短气，足跗不肿。诊其脉，沉缓涩。触其腹，腹软无拒按。所持近日化验单：血常规、血脂、血糖皆正常。

观其脉症，虽风心病多年，然刻下乃营卫不和、脾肾阳虚证也。营卫不和则发热恶风汗出，脾肾阳虚则纳运低下。治当调和营卫、温阳健脾。且调和营卫亦为心病之治，《难经·十四难》云"损其心者调其营卫"，故新症旧病桂枝汤用之皆宜。拟：

桂枝10g、白芍10g、炙甘草6g、人参6g、白术30g、附子10g、生姜5片、红枣6枚。2剂。

水浸30min，煎煮2次，每次30min，混合约450ml，分早午晚3次服。

翌日，9时服第一次，10时许，口舌、面部、四肢麻木，恶心，呕吐，泄泻，眩晕，全身无力，神志清楚，脉涩略数。知附子所致也，以其症状尚轻，嘱卧床观察之。至11时，症状有增无减，冷汗淋漓，手足厥冷，不能站立，起则眩仆倒地，神志仍清，脉仍数涩，血压80/60mmHg。为安全计，嘱至就近之医院急诊。经点滴葡萄糖，症状渐失，当日下午6时许回归。

后，仍用上方（去附子），恶风、汗出、失眠、便难均明显好转。

余治心梗，附子一日量90g，未见任何副作用（见《经方躬行录》）。所用附子为汶川黄顺片。本案患者所购附子，色黑如墨，干瘪质虚，从未煎药中检出尝之，咸涩棘舌，知劣药也。

〇二

理中丸（汤）类方案

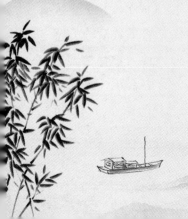

理中丸（汤）浅说

理中丸（汤）由人参 10～30g、白术 10～30g、干姜 10～30g、炙甘草 10～30g 组成，每次 1～2 丸 /10g，日 3 夜 2 服。若服汤：水浸 30min，煎 30min，约 450ml，分 3 次服，半小时后饮热粥一碗，并覆被取暖。

太阴脾土，居中主腹，与胃以膜相连，相为表里，主运化，司升降，为清浊代谢之枢，气血生化之源。《脾胃论》云"内伤脾胃，百病由生"，以脾胃为水谷之海、五脏六腑之长也。一荣俱荣，一衰俱衰。强健则上输华盖，下摄州都，五脏六腑皆受气矣；伤则五脏无宣发之功，六腑失陈洒之能，津液、气血化源匮乏，痰饮、瘀血、宿食垒集，形成诸多虚实病证。故久治不效之病症，多可从调理脾胃获愈。

理中汤为太阴病、脾胃虚寒证之治方。临床运用以腹满疼痛，喜温喜压，呕吐不食，便溏下利，四末不温，舌质淡嫩，脉象沉迟无力为目标。

饥饱劳役，寒湿内盛，或过食生冷，或苦寒攻下，或寒邪直中，或久服诸霉素，皆可损伤脾胃，致清浊升降紊乱，摄纳运化呆滞，出现饮食不思，食后不化，恶心呕吐，口中淡，多涎唾，腹胀满痛，喜温喜压，大便溏泄，神疲倦怠，面色㿠白或萎黄晦暗，鼻头微青，四肢沉重，手足不温，小便清白，或尿频而不利，舌质淡，苔润滑，或白、或灰、或灰黑而滑，脉象沉迟无力等症状。诊腹可见脐腹扁平，腹壁松弛无抵抗，当脐悸动，或心下有振水音。

本方既可做丸，也可作汤。势急者服汤为宜；病情缓慢，需久服者，用丸为佳。药后有口干、口渴等火热症象者，有浮肿者，皆佳兆也。示春回阳谷，阳气腾升，药已中病，宜守方续服，同时要调其饮食，适其寒温。务使脾胃得健，后天康复为是。

咽　痛

李某，男，69岁，因咽痛来诊。李形瘦肩削，面色萎黄，唇枯少荣，咽峡淡红不肿，扁桃体不大，舌质淡，苔白厚腻。询知痛逾两月，病前未外感，痛及上腭，吞咽不痛。某医院谓咽炎，多种抗生素轮番上阵，不效，复注射丙种球蛋白、干扰素，花费5千余元痛不减。李素畏寒足冷，神疲乏力。脘痛10余年，胃镜检查系胆汁反流，今胃纳呆滞，稍食多即胀闷不适，饥则胃痛，得食可止，口干不欲饮，大便或秘或溏。诊得脉象沉弦细，腹壁薄，当脐悸动，无压痛。

脉症观之，此中阳不足，脾胃虚寒证也。《素问·太阴阳明论》云"足太阴者……其脉贯胃属脾络嗌"，《素问·阴阳类论》云"喉咽干燥，病在土脾"。盖脾与胃以膜相连，为胃行津，主运化，虚则精微生化失常，气血津液匮乏，致散津艰难而咽痛咽干；阳气不足，则寒湿内生，是以畏寒肢冷，神疲乏力，纳化呆滞，腹满而痛。虽唐宗海有"咽痛而饮食不利者，胃火也"之说，然本案咽峡淡红而非焮红，且吞咽不痛，口干不欲饮，畏寒足冷，显非火祸。本应温阳健脾、培充土德以治，奈何一味消炎投诸霉素。西医虽无阴阳虚实之说，然依其科学理论，试问本案之炎是球菌所致？抑或杆菌之为？干扰素干扰矣？不究病因，乱投药石，因循两月，诚患者之不幸也！以病久尪羸，需缓调理，欲求立竿见影之效，恐非所能，然坚持依法用药，定可冬去春来。拟：

附子 30g、党参 15g、苍术 30g、炙甘草 15g、干姜 15g、茯苓 15g。7 剂。

二诊：咽痛顿失，实出意外，其余诸症，亦有所减。以其异地，来诊不便，嘱理中丸连服三月。

多　涎

马某，男，65 岁。口中多涎 5 年矣，夜寐湿透巾单，甚可致醒。观其面色暗红，鼻翼、后背风刺、痤痱深红，愈后瘢痕甚多，舌淡红，苔黄白厚腻，两颊溃疡大小不一，周围色红。询知纳谷一般，食稍多便腹胀，大便溏，日一次，口干苦，不思饮，食水果腹益胀，便益溏。口腔溃疡彼伏此起，5 年间星火不艾，疼痛碍食。诊得脉沉滑略数，腹软无压痛，当脐动气。

多涎一症，孩童、老人多见，为脾虚摄津无力所致。《素问》"诸病水液，澄彻清冷，皆属于寒"，加之腹胀便溏，食冷益甚，皆太阴寒湿之象。而鼻颊痤痱、口舌溃烂，则系中焦伏火使然。如是梳理，此中虚而上热下寒证也。拟半夏泻心汤加味：

半夏15g、黄连10g、干姜15g、党参15g、炙甘草10g、白术15g、茯苓15g、生姜10片、红枣10枚。5剂。

二诊：溃疡愈，涎不减，中虚一时难复也。

党参15g、干姜15g、白术15g、茯苓15g、炙甘草15g。7剂。

三诊：涎减少，诸症亦轻，唯溃疡又起，仍属中州虚弱，升降不力，郁热为祸也。守方加黄连6g。7剂。

四诊：口舌溃烂复愈，涎益少，黄苔变白，脉沉滑。脾运渐复，坤德渐充，计日可待：

党参15g、白术15g、干姜15g、炙甘草15g、附子15g。7剂。

腹　胀

2002年冬，余居海口，某公司书记马某来诊。马面色萎黄，精神萎靡，舌质淡，苔白腻。询知神疲乏力，饮食不思，脘腹胀满，大便溏薄，日二三行，小便黄，口不干、不苦。切其脉，沉缓无力。诊其腹，肝脾不大，壁软无压痛。省医院化验：乙肝大三阳；总胆红素86μmol/L

（0～18μmol/L）、直接胆红素 24μmol/L（0～8.55μmol/L）、间接胆红素 46μmol/L（0～15μmol/L）、谷丙转氨酶 130U/L（0～40U/L）、谷草转氨酶 136.4U/L（0～40U/L）、总胆汁酸 28.3μmol/L（0～25μmol/L）、碱性磷酸酶 103U/L（42～141U/L）、谷氨酰转肽酶 76U/L（2～50U/L）、腺苷脱氨酶 30.5U/L（4～24U/L）、空腹血糖 8.1mmol/L、尿素氮 7.2mmol/L（2.86～7.14mmol/L）、血肌酐 162μmol/L（54～106μmol/L）。所持处方，乃调肝汤也。云已服七十余剂，症状不减反甚，肝功能诸项指标未降反升。前医谓病毒盛，指标高，若小偷多警察必多，令续服三十剂，马不能接受。因久病不愈而百忧集结，寝不安枕。

观其脉症，此脾胃虚寒、中阳不振之证也。乙肝诊断明确无疑，调肝汤不效，是疗程不到，还是别有他因？论调肝汤，保肝退黄功效卓著，为扶正祛邪之良方，细剖析其扶正不足，祛邪有余，寒凉偏多，辛温偏少，适宜于湿热蕴盛者。今患者一派虚寒之象，虽党参、川椒奋发图强，亦难抵大队苦寒之力。治当温阳健脾，益火生土，务使阳沛化阴，阳常有余，则寒湿尽消，土厚植蕃。拟理中汤加味：

人参10g、干姜10g、炙甘草10g、白术18g、附子10g、黄芪30g。日1剂。

理中合四逆，叱咤风云，滚汤泼雪，温阳实脾之治，果不有误。连服十日，腹胀等症明显减轻，胃纳增，便成形。守方续服，诸症消失。一月后化验检查，除血糖7.4mmol/L外，肝功能及尿素氮、血肌酐皆在正常范围。

腹　　胀

刘某，男，62岁。腹胀七年余，因身居僻乡，囊中羞涩，未予认真诊治，仍碌碌于田园耕耘。近神疲乏力，日渐消瘦，始来求诊。

望其槁项黄馘，瘦骨伶仃，唇枯萎，舌淡无苔。询知食欲尚可，口干不思饮，食多，或食水果则腹胀益甚；矢气多，大便先干后溏，日一二行，小便不利，淋沥不净；心下时觉空虚，得食可缓；脐腹畏寒，四末不温。诊得脉象沉细，腹壁薄，松软无压痛。检阅曾服之方，有平胃散加味、保和丸、益生菌等。

望色观神，闻声问情，此脾阳虚弱，运化无力也。盖稼穑艰辛，焦劳困苦，或饥或饱，年复一年，中气日衰，运化失职，故而腹胀、消瘦、神疲接踵而至。农夫之辛苦，可怜、可悯。平胃散、保和丸有祛湿、消积之功，而温阳健脾，二方则皆难胜任。遵仲圣《金匮要略·腹满寒疝宿食病脉证治》"病者腹满，按之不痛为虚""腹满时减，复如故，此为寒，当与温药"之教。拟理中汤加味：

党参15g、白术15g、干姜15g、炙甘草10g、附子24g、茯苓10g、陈皮10g。7剂。

嘱按时进食、七分饱、远寒凉，否则，脾土遭难陷困一时难复。

二诊：腹胀明显减轻，此阳气流通，脾运有增也。守方7剂。

三诊：腹胀止，诸症皆轻。改附子理中丸，连服二至三月。

腹 胀 头 痛

李某，男，50岁。腹胀、头痛二年余，中西药迭进，或效或不效。2022年3月某医院就诊，胃镜：糜烂性胃炎、十二指肠溃疡；肠镜：直肠息肉；CT：上颌窦炎、筛窦炎。服西药胀痛不减，于2022年8月14日来诊。

李面色黧淡，肌肉瘦削，舌淡红，苔薄白微腻。询知纳尚可，胀痛多发于子夜，喜温喜揉，不泛酸，不嗳逆，口干不苦，不思饮。饥则不适，得食可缓。矢气不畅，大便后重，一日二次。夜寐差，早醒。腹胀则头脑憋痛，矢气、大便畅利则不觉痛也。诊其腹，心下痞，腹软无压痛。切其脉，沉细缓。

观其脉症，此脾胃虚寒，升降不调之证也。盖脾胃居中州，不唯生化气血，亦升清降浊之枢也。寒湿内宿，脾胃运化及升降不力，九窍不通（《素问·玉机真脏论》云"脾为孤脏……其不及，则令人九窍不通"），故腹胀、头痛、少寐也。治当温阳健脾，阳气沛，脾健运则寒湿化，胀痛自消矣。拟：

党参15g、白术15g、干姜15g、炙甘草10g、附子30g。7剂。

二诊：腹胀明显减轻，头痛未发，舌脉如前。守方7剂。

三诊：腹胀止，睡眠好转。拟附子理中丸服3个月，并嘱七分饱、远寒凉。

便 秘

董某，男，85岁。苦大便干秘，四五日始有一行。胃纳尚好，腹不痛，数日不便则腹胀。望其舌质淡，苔白腻，诊得脉象沉缓。知脾虚失运，嘱服附子理中丸可也。

彼云：有闻附子理中丸治拉肚子，便秘服之岂不难上加难！曰：理中丸调理中焦也。中焦者，脾胃所居，为仓廪之官，主纳运，司升降，为人体后勤保障部长，日复一日，不厌其烦，重复水谷代谢、气血生化之活。耄耋之年，阳气不足，保障部长欠作为，则水谷纳运障碍，生化失常，既可致腹泻，又能使便秘。《素问·生气通天论》云"阳不胜其阴，则五脏气静，九窍不通"，故温阳健脾之治，则腹泻者泻止，便秘者秘解。董诚服其理，一盒未尽，便日日更衣。

带 状 疱 疹

聂某，男，67岁。20年前右眉额、太阳穴出疱疹，经治一月始愈。今夏某日，左腋下、胸、背剧痛，三日后疱疹现，始知病魔再次光临。某医，学贯中西，一专多能，既开板蓝根、龙胆草等清热解毒方，又令服阿昔洛韦、布洛芬、艾司唑仑等抗病毒、止痛、镇静西药，复局部梅花针敲打，随后在敲打处拔火罐抽取恶血。如此月余，疱疹不断萌发，疼痛始终不减。

望其面色萎黄，腋下丘疹、疱疹皆有。丘疹发红，疱疹三三两两，不簇不群，水疱不大，浑浊不清，周围肤色如常，愈后疱疹瘢痕明显。舌质淡，苔白腻。询知疼痛如烧如割，站坐皆非，夜间尤甚，难以安枕。倦怠乏力，茶饭无心。微恶寒，身无汗。素日脾胃虚寒，稍冷便脘腹胀满，大便溏薄。触之痛处不拒、不热，切得脉象沉缓无力。

带状疱疹，临床常见之，一般半月左右结痂消退，然40余日仍彼伏此兴，绵延不绝，何也？分析其因，一为脾虚中弱，阳气不足，无力驱邪；一为过用寒凉，冰伏其邪，乃致因循难痊。治当温阳扶正，补中散邪，若阳气充，邪必消。拟理中汤加味：

党参15g、苍术30g、干姜15g、炙甘草15g、桂枝10g、附子15g、麻黄10g、生姜15片。1剂。

服后覆被取汗。

二诊：附子理中汤匡益正气，麻黄、桂枝驱逐邪疫，当晚全身汗出津津，腋下疱疹复出八粒，色红，有脓疱，痛益甚。舌脉同前。嘱再服1剂。

三诊：疱疹复出四粒，先前多破溃，疼痛减轻，恶寒不再。大便仍溏，小便清白，舌淡，脉缓。外邪已尽，接下之治，则专事温中益脾。原方减麻黄。7剂。

四诊：冬去春来，更尽黎至。疱疹未再新起，原疹大部已蜕，残余亦已结痂，疼痛几失。守方7剂。

西医认为带状疱疹是水痘 - 带状疱疹病毒引起，临床治愈一月仍痛者，为带状疱疹后遗神经痛，是世界医学公认难治性顽痛。长期疼痛，抑郁者有之，轻生者有之。故须尽早驱之，标本兼治，务求驱邪彻底，绝不可满足于皮肤康复。若逶迤日久，待寇安营扎寨，获胜殊难。

妊娠恶阻

闫某，26岁。妊子二月余，呕吐甚，住山西省某医院。对症治疗，加服叶酸、蒙脱石散、中药（太子参、百合、麦冬、五味子、紫河车、延龄草）、滋肾育胎丸，注射低分子肝素。半月余呕吐不减，且日见颓唐。因第一胎三月时停育，故显得惴惴不安。望其面颊萎黄，唇色不荣，舌质淡，苔薄白。询知恶心呕吐整日不休，吃水果益剧，甚时吐出胆汁。神疲不支，见食生厌，视饭则呕，口不干，不思饮。大便日三四行，便前、便后少腹不适。脐腹发冷，阴雨天尤甚。时有宫缩，带下清稀如注。诊得脉象沉细无力。

脉症分析：脐腹畏寒，便溏下利，为脾阳虚弱、寒湿内盛之症。妊子后，月水闭，太冲脉益盛，逆气里急，因隶于阳明，致胃气上逆而呕恶也。由是观之，此太阴虚寒挟冲脉为病也。今中州告急，本当温中健脾、降逆平冲治之，奈何口不干、不渴，一无阴虚症象而投大队甘寒之品滋阴！且呕恶如此，竟与嗅之欲呕之腥臭胎盘，大医院竟如此中西结合，令人无语。拟理中汤合干姜人参半夏丸加味：

人参 10g、白术 15g、炙甘草 10g、干姜 15g、半夏 15g、桂枝 15g、芡实 30g、白芍 15g、生姜 10 片。7 剂。

嘱停用所有药物。

或谓：半夏为妊娠禁药，何以犯禁？陈修园曰"半夏得人参，不唯不碍胎，且能固胎"，且仲圣原有先例，故无惧也。

二诊：阳气充则阴气消，脾得健则升降复。药后，晨至午不恶心，午至晚仍恶心，但未吐。胃纳增，大便溏，日一行，神疲、畏寒及诸症明显减轻，宫缩止。舌淡红，少苔，脉沉滑。

午时一阴生，午后恶心者，仍阳气不足也。扶阳则精血生，胎系壮。拟：

人参 10g、白术 15g、干姜 15g、炙甘草 10g、附子 15g、肉桂 10g、半夏 15g、生姜 10 片。7 剂。

三诊：午后恶心减，仅某晚饭后一次，且程度轻微，大便仍溏，再未宫缩，夜间腰胯酸困，为肾虚之症。

守方加补骨脂 30g、菟丝子 30g。7 剂。

○三

小建中汤类方案

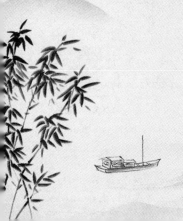

小建中汤浅说

小建中汤由饴糖 30～50g、桂枝 10～30g、白芍 20～60g、炙甘草 10～15g、生姜 10 片、红枣 12 枚组成。煎前水浸 30min，煎煮 30min，约 600ml，去渣，入饴糖搅匀，分早、午、晚饭前服。

小建中汤温养中气，补益心脾，调和营卫，缓急止痛。临床须着眼于虚寒二字，以腹痛绵绵，喜温喜压，得食可缓，舌淡苔白润，脉象虚弦为目标。

本证以脾胃虚弱，气血双亏，阴阳两虚为特点。何以既有咽干口燥、手足烦热之热象，复有腹痛、喜温畏寒之寒症？李翰卿谓："脾胃阳气虚弱，不能和阴，经脉失去濡养，故腹痛，腹部有纠急感；由于阳气虚弱，运化功能不足，津液因之亏虚而见心悸、衄血、手足烦热、咽干口燥等阴不和阳之证，及阳不摄阴而遗精，肌肉失养而四肢酸痛等证。"如此寒热症象，异于黄连汤、三泻心汤证之寒热错杂，故不可以寒治热、以热治寒，唯从健运脾胃、温中补虚中求之。《灵枢·终始》云"阴阳俱不足，补阳则阴竭，泻阴则阳脱，如是者可将以甘药"，此饴糖为君药之诠释也。尤怡《金匮要略心典》亦云："中气立，则阴阳相循，如环无端，而不极于偏。是方甘与辛合而生阳，酸得甘助而生阴，阴阳相生，中气自立，是故求阴阳之和者必于中气，求中气之立者必以建中也。"中者，脾胃也，为后天之本，居中州，运四旁。中气得充，脾胃得健，自能化生气血，以滋养脏腑髓脑、四肢百骸，调和营卫，扶正祛邪。故诸多虚寒病证从脾胃着手，投本方求效。

中气不足，脾胃虚寒，可由饮食不节、劳倦过度、大病、久病或攻伐太过、滥用抗生素而起。临床常见脘腹疼痛、憋胀。疼痛特点为绵绵作痛，喜温喜压，饥饿则痛，得食可缓；憋胀特点呈坠胀，站立、活动则甚，睡卧休息则缓。此外，面色萎黄，或苍白少华，畏寒喜温，体倦乏力，不耐繁劳，心悸短气，汗出恶风，劳则加剧，长期低热，颧赤少寐，手心热，手背、手指凉，小腿转筋，饮食无味，消化不良，咽干口燥，渴不欲饮或喜热饮，小便清长，大便溏薄，舌质淡嫩，苔薄白润，脉弦细缓，皆为应有之症。腹诊可见腹壁柔软而薄，腹肌紧张拘挛，心下、当脐动气应手。

饴糖甘甜，补虚健脾，本属君药，药房多不备，余常以调味品店麦芽糖，或甘温之白术、甘平之山药代之。白术、山药合用，健脾阳，益脾阴，亦可收饴糖之效。

虚劳里急，诸不足，加黄芪治之；血虚者，加当归以治。

虚　劳

孙某，男，61岁。一年来神疲乏力，不耐繁劳，动则汗出，心慌，体重减10kg，日步虚劳之途。某医院胃镜检查：糜烂性胃炎、十二指肠炎，肠镜：直肠炎。望其面色萎黄，肩削项长，唇干少荣，舌淡红，苔白腻。询知胃纳不馨，食后难化，口咽干、不思饮，腹中时痛，喜温，按压可减，大便一日二次。善思少寐，每晚两三点即醒，再难入睡。诊得脉象弦细长，腹肌紧张，无压痛。

脉症观之，此脾胃虚弱、气血不足之证也。盖脾胃虚则纳运呆滞，化源告竭，气血两虚。气虚则神疲汗出，不耐繁劳；血虚则血不养心，早醒难寐。沿流寻源，虚劳诸症皆缘于脾土虚弱也。治当虚者补之，劳者温之。脾健则气血生，土厚则植蕃盛，此灌根溉柢之治也。拟：

桂枝 15g、白芍 30g、炙甘草 10g、茯苓 15g、饴糖50g、生姜 10 片、红枣 10 枚。5 剂。

二诊：神疲略轻，中虚一时难复也。守方加黄芪 30g。7 剂。

三诊：腹未痛，汗出减，神疲、消化均有改善。守方10 剂。

四诊：可睡至 4 点之后，体重增加 1kg，中虚渐复，坤德渐充。嘱守方续服一月。

痛　　经

段某，20 岁，大学生。2020 年 7 月 17 日初诊，云 13岁月经初潮，16 岁行经腹痛，18 岁后痛经加剧。

望其面白泛红，鼻头微青，舌质淡，苔白腻。询知月经如期而汛，行 7 天左右，经至二、三日疼痛甚剧，色暗杂块，冷汗直冒，手足厥冷，下利，热敷可减，但必服布洛芬缓释胶囊，第四日渐缓。云病前不懂经期保养，吃水果、喝冷饮、浴凉水、衣短裙皆有之。平日纳便正常，食寒凉饮食易泄泻。诊得脉沉弦细，腹诊无压痛。

脉症相参，此寒邪凝聚胞宫也。桃核承气汤、桂枝茯苓丸、少腹逐瘀汤皆可治寒瘀痛经，然实者可行，虚则不相宜也。本案喜温喜按，脉象弦细，腹无压痛，显属虚寒夹瘀。《医宗金鉴·妇科心法要诀》"经后腹痛当归建"，谓经后血海已泄，气血不足，胞宫失养，加之寒凝血泣，故而痛也。宜建中温经，活血止痛。本案虽非痛于经后，然同属虚寒证也。预计 10 日后行经，拟：

黄芪 30g、桂枝 15g、白芍 30g、炙甘草 10g、当归 15g、五灵脂 10g、生姜 10 片、红枣 10 枚、麦芽糖 50g。7 剂。

二诊：经期腹痛明显减轻，此寒散瘀化之故也。守方7 剂。

今年暑假归来，因痤疮求诊，知痛经不再。

痛 经

胡某，46 岁。自 17 岁行经，便月月如遭刑。每先期而至，色鲜，量一般，行经四五日。至则小腹疼痛，冷汗淋漓，近乎休克，上吐下泻，四肢厥冷，夏季亦需厚被裹盖，怀热宝、饮姜汤。注射黄体酮、阿托品，仅止一时，卧床两三日渐缓，B 超检查子宫正常。因其姑亦如是，且尤甚，曾两次休克，为此赴京诊治，某院检查无异常，主张切除子宫，彼不同意。胡知系家族遗传，只好自认倒霉，承受月月之殃。自产后疼痛有减，一年中有几月较轻。

望其面色萎黄，舌淡红，齿印深，苔薄白。平日胃纳尚可，饥则胃不适，口不干苦，大便日一行，腹不胀不痛。素畏寒倦怠，小腿夜里抽筋。切其脉，沉弦细，诊其腹，腹软，心下悸动。

察色按脉，此气血虚弱，寒邪侵袭胞宫，经脉不通而痛也。考通之法，《医学真传·心腹痛》："通之之法，各有不同，调气以和血，调血以和气，通也；下逆者使之上行，中结者使之旁达，亦通也；虚者助之使通，寒者温之使通，无非通之之法也。"本案之通，宜温之、助之。虽云家族所遗，然未必系不治之症，刻下月经将至，当速用药。

黄芪30g、桂枝15g、白芍30g、炙甘草10g、白术15g、砂仁10g、生姜10片、红枣10枚。7剂。

二诊：经来未痛，已净四日，唯腰困而已，此寒邪散，气血畅，肾府亏虚也。守方加补骨脂30g、紫石英30g。7剂。

嘱下月经前守方勿误！

带状疱疹后遗症

郭某，男，75岁。右侧胸胁、右臂患带状疱疹，先后住市某院、省某院，服普瑞巴林、加巴喷丁、氯芬待因、甲钴胺，中药（全蝎、蜈蚣、附子、白芍、甘草、熟地、当归、龙牡）20 余剂，每日输维生素 C、B₁、B₆、B₁₂，同时施以激光、针灸。刻下皮损康复已逾两月，唯疼痛难忍，尤以右臂为甚，布洛芬缓释胶囊、卡马西平仅止一时，于 2021 年 10 月 5 日来诊。

郭面色萎黄，患处皮肤光滑，有暗红斑块、斑纹。舌质淡红，苔薄白。询知右臂阵痛如锥如刺，轻时如蚁走窜，白日重于夜间，热敷、按压可减，行走需左手扶抱。胃纳呆，口干渴，大便日一行，夜尿频。神疲嗜睡，畏寒，膝冷，手足心热。患者 5 年前行膀胱癌手术，并有肺大疱、高血压病，日服缬沙坦、硝苯地平，血压一般 160/90mmHg 左右。诊得脉象弦细无力，腹软不痛。

西医认为带状疱疹后遗症之疼痛，系病毒侵入脊髓后根神经节，引起发炎、坏死所致，为世界医学公认之难治疼痛。甚者，数十年疼痛不休。本案脉症观之，系气血不足，阴阳两虚也。今表邪已净，则专主扶正建中，务使脾胃得健，气血得充，四肢百骸得养，其痛当自失也。

黄芪 60g、桂枝 15g、炙甘草 15g、白芍 30g、生姜 10 片、红枣 10 枚、麦芽糖 50g。7 剂。

二诊：疼痛较前时间短暂，范围缩小，晚上痛止。舌质淡，脉弦细。此人至衰年，桑榆暮景，其气血亏损，非短期可复，补气养血之治，任重道远。守方 7 剂。

三诊：疼痛明显减轻，精神大好，佳象环生，缘于气血冲和也。守方 7 剂。

12 月 25 日，电话追访，仅偶尔微痛而已。

○四

桂枝汤类方案

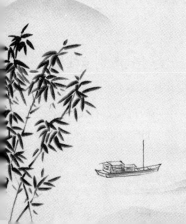

桂枝汤浅说

桂枝汤由桂枝 10～15g、白芍 10～15g、炙甘草 6～10g、生姜 10 片、红枣 12 枚组成。煎前水浸 30min，煎 30min，约 400ml。先温服 200ml，服后 10min 左右，饮热粥一碗，并盖被取汗。以遍体湿润为度，不可大汗淋漓。一服愈不必再服。不愈，4h 左右服 200ml。发热汗出有规律者，宜服于汗出之先。

本方温阳养阴、调和营卫、解肌散邪，为治太阳病中风，营卫不和之方。临床运用，不论病期早晚，证在表里，但以体虚易感、发热、汗出、恶风、脉弱为目标。久病、年老体弱、产后、手术后等素体虚寒者，无论何脏何腑，凡症见面色萎黄或淡白，神疲乏力，时寒时热，或对寒热极为敏感，动辄汗出，汗后恶风，反复感冒，或经年累月感冒中生活，舌苔淡润，脉象细缓者，桂枝汤皆可投用。服后营卫和谐，气血冲和，神机应动，邪气远离，获效有不期而然之感。

临床观察，本证自汗，系微汗出，可遍体，亦可局部，或半身汗，或手足汗，或额头汗，或仅皮肤湿润而已，同时有恶风、恶寒之症。汗，时出时止，有别于桂枝加附子汤证之汗漏不止，及阳明病之汗出濈濈。

调和营卫，桂枝、白芍量应相等，增、减二者之量，则会变其所治，如治奔豚之桂枝加桂汤、腹满时痛之桂枝加芍药汤证皆是。若更增减，则可应对诸多虚实、表里、寒热证，非专治太阳病中风也。

桂枝加芍药汤：用治太阳、太阴同病，以腹满时痛，喜温喜压，诸气血不和，肝木克土之症为标的。

桂枝加附子汤：用治太阳、少阴同病，即表证未解，阳气虚弱，以畏寒、汗漏不止为着眼点。

桂枝加葛根汤：用于桂枝汤证加项背强几几者，伏案少动，久看电脑、手机者多有此证。

桂枝新加汤：用治汗不如法，气阴损伤，营卫失和者，以恶风、汗出、身痛、脉象无力为标的。

桂枝加龙骨牡蛎汤：用治阴阳不调，营卫失和之失精，梦交，惊悸者，着眼点汗出、恶风也。

以上诸方证，其汗出、发热、恶风、恶寒等营卫不和之症，或多或少必然有之，故须先表后里，或表里同治，舍调和营卫，斤斤于虚弱而投滋补，欲效难矣。

脘　　胀

韩某，女，60岁。脘胀年余，胃纳可，消化不良，大便鸭溏，三四日一行。素畏寒，神疲乏力。望其面色萎黄，淡红舌，挂苔白腻。切得脉象沉细缓，触知心下痞，脐右拒压。

遵仲圣《金匮要略·腹满寒疝宿食病脉证治》"按之心下满痛者，此为实也，当下之，宜大柴胡汤"之治，以其口不苦、素畏寒、脉细弱，减黄芩加党参、桂枝。

柴胡 15g、半夏 15g、枳实 15g、白芍 15g、大黄 10g、党参 10g、桂枝 30g、生姜 10 片。5 剂。

二诊：药后日下三四次，消化仍差，胀满不减，脉舌、腹症如前。继询之，时发热，汗自出，此表证也。未解表而下之，误也，所幸邪未内陷入深。《伤寒论》276 条"太阴病，脉浮者，可发汗，宜桂枝汤"。太阴病者，腹满而吐，食不下，时腹自痛，自下利也；脉浮者，表证也。条文指示太阴病兼表证者，可桂枝汤以治。本案无浮脉，而有时发热，自汗出，症异而病相同也。拟：

桂枝 15g、白芍 15g、炙甘草 10g、厚朴 15g、生姜 10 片、红枣 5 枚。5 剂。

三诊：方证相吻，如钥启锁。药后腹胀大减，消化好转，大便成条。发热汗出轻，舌淡红，苔薄白，脉沉细缓，诊腹脐右压痛消失，此表里和谐也。守方加白术 15g。5 剂。

鸡蛋过敏

李某，女，44 岁。两年前早晚起瘾疹、风团，痒甚，服抗过敏西药可止，停则复起。余据汗出，恶风，脉细缓，投桂枝汤二剂而愈。彼喜不自禁，复求治鸡蛋过敏。余读书少，仅从《金匮要略》知鱼蟹、死畜肉中毒及解救法（古谓中毒类今之过敏），鸡蛋中毒及解法则未之见，故胸无成竹也。彼云其奶奶鸡蛋过敏，父虽厌，但食之无不适。彼自幼过敏，食后时许即腹痛，床上翻滚，头汗淋漓，腹泻三五次，疼痛渐止。蛋制品亦然，误食必殃，故三十余年不敢沾唇。望其面色略显苍白，目胞微暗，舌质淡，齿痕显，苔薄白。询知纳食可，大便溏，日一行；腰膝酸困，畏寒，四末不温；月经量少，小腹发凉。诊得脉沉细缓，下腹不温。

观其脉症，肾阳虚弱明若观火。难道过敏系肾虚所致？余不敢妄猜，唯有是证用是方。拟肾气丸，早晚各1粒/9g，连服1月。

今秋，李因月经量少求治，云药后腰痛、畏寒不再，轻劲神沛。去夏，能衣裙、可食果，如驻人间四月天。某日，一时兴起，虎胆食之，竟无不适，故至今每日一枚。

月经量少，肾虚、血海不足也，拟肾气丸改汤加菟丝子、沙苑子、当归治之。

鸡蛋脱敏，系桂枝汤之力？肾气丸之功？抑或二者共果？因鸡蛋食于肾气丸后而非桂枝汤后，依余忖度，应是桂枝汤所脱，因桂枝汤外和营卫，内调脏腑，内外和谐，故不再敏。此说妥否，请师友指正！

泄　泻

赵某，男，30岁。泄泻三年，肠镜检未见异常。诊断为肠易激综合征。服米曲菌胰酶片、布拉氏酵母菌散、酪酸梭菌活菌胶囊、马来酸曲美布汀分散片、氟哌噻吨美利曲辛，一周左右泄泻止，未几又发，于2021年7月28日求诊。

望其面白虚胖，舌淡红，苔薄白。询知胃纳尚可，腹胀，肠鸣，大便鸭溏，日行一二次，少穿衣服、饮食稍凉即腹痛泄泻，一日三五次，完谷不化。时汗出，恶风寒。小便清利，口不苦，不思饮。诊得脉象沉缓，触腹无压痛。

《伤寒论》276条："太阴病，脉浮者，可发汗，宜桂枝汤。"本案腹满时痛，下利清谷，太阴病也。脉虽不浮，然汗自出，恶风寒同系太阳病也。太阳太阴同病，表里不和，拟桂枝汤调之。

桂枝15g、白芍15g、炙甘草10g、生姜10片、红枣12枚。5剂。

嘱保暖，忌生冷油腻。

二诊：腹胀减，大便成形，一日一次，汗出止，微恶寒，舌脉同前。此表里已趋和谐，中阳显示不足。拟：

桂枝15g、白芍15g、炙甘草10g、生姜10片、红枣12枚、白术15g、附子15g。7剂。

紫　癜

文某，男，31岁。双下肢紫癜月余，尿检阴性，血小板正常，诊断为过敏性紫癜，服赛庚啶、葡萄糖酸钙、芦丁、维生素 C 等不效，求服中药。

文面白少华，舌淡红，苔薄白腻。双下肢有鲜红、暗红，摸之碍手之丘疹，亦有触之不碍之斑，如针尖、如米粟，大小不一，压不褪色。询知胃口好，大便一日一二行，小便清白，口不渴，时汗出，恶风，诊得脉象沉缓，腹诊平软不痛。

紫癜，即肌衄也。方书多责血热妄行、阴虚火旺、湿热瘀结、气血两虚。本案，上述四者皆非。观其汗出恶风，便知卫气不与营气谐和尔。营卫和，则营行脉中，卫行脉外，不和则营血不能尽行脉内而外溢也。若兄弟阋墙、姑嫂勃溪，家难安矣。且卫气一日不予固表，营血则一日不能内守于脉。可见阴阳贵在平秘，营卫贵在和调。遵《伤寒论》53 条 "卫气不共荣气谐和……复发其汗，荣卫和则愈" 之教。拟：

桂枝 15g、白芍 15g、炙甘草 10g、生姜 10 片、红枣 12 枚。5 剂。

二诊：肌衄不再，汗出、恶风亦明显减轻。桂枝汤胜燮和之任，营卫已琴瑟和好。舌苔白腻，原方加茯苓 15g。5 剂。

身　重

常某，女，54 岁。身重如带五千钱，懒于活动 5 年余。七七前即时发热，自汗出，尤其后枕风池处淋淋似浴，汗后遇风即感冒发热，体温多在38.5℃左右，项强，牵掣肩背疼痛。胃纳好，大便日一次，着凉、食水果即腹痛泄泻；吃羊肉、辛辣食物便咽喉痛、耳痛、头皮痛。头、肘、膝关节常长丘疹，甚痒，时寐中可痒醒。望其面白体微胖，舌淡红，苔薄白腻。切得脉象浮缓，脐右拒压。

人非觑赑，岂可常年负重。观其脉症，此太阳中风证也。读仲圣《伤寒论》53条"病常自汗出者，此为荣气和，荣气和者，外不谐"，知卫气不与荣气谐和也。夫足太阳布项背，为六淫之藩篱，风吹即病定系御外不力，荣卫不和，是以项背强痛，汗出恶风，肤起痒疹。表有怫郁，里不畅遂，湿沤中生，著滞体内，是以身重，痛泻，脐右拒压。表里不和，故恶寒复恶热也。治当调和营卫，解肌祛湿，表解里自安也。

桂枝15g、白芍15g、炙甘草10g、葛根60g、苍术30g、生姜10片、红枣10枚。5剂。

二诊：身重明显减轻，项强、汗出诸症皆有改善，脐右微拒压，此表里渐趋和谐也。守方7剂。

三诊：虽未轻劲多力，然亦活动有加，转侧自如，穿棉衣游泳感已成过去。时盛夏，虽多汗，不觉恶风。腹诊脐右压痛消失，此表里已趋和谐。接下之治，拟建中汤善后之。

或问，六年之久，表邪不解，也未内陷，正气虚、不虚？余难释之。

痛　经

傅某，18岁。痛经有年，素经行后期，经期五日，量不多，色暗杂块，经前微痛，经至第一、二日剧痛难忍，如绞如掣，头汗如珠，手足厥冷，下腹冷甚，一如怀冰，清寒透体。每卧床两日，服止痛片求减。预计不日将汛，遂提前来诊。时2008年9月23日也。

望其形体发育尚可，本在豆蔻年华，却少桃李之艳，面呈淡青，唇色不荣，指甲苍白，舌淡红，苔白润。询知七年间，每至冬手足患冻疮，冻伤处紫暗硬结，瘙痒麻木，时有溃疡。胃纳可，大便日一行。左胁下时痛。诊得脉象沉细，触知腹肌挛急，无压痛，手指不温。

脉症相参，此寒邪凝滞胞宫、血府也。寒邪凝于胞宫，则气血郁遏，失于温煦，是以小腹拘急疼痛；凝于血府，则气血失荣于脉，故而手足厥寒，易被冻伤。胁下时痛者，肝气郁结也。《素问·离合真邪论》"天地温和则经水安静，天寒地冻则经水凝泣"；《素问·调经论》"血气者，喜温而恶寒，寒则泣不能流，温则消而去之"。遵此论，当温经散寒，通脉活血，佐以疏肝。拟当归四逆汤加味。

当归15g、桂枝10g、白芍20g、炙甘草10g、细辛10g、通草10g、川芎10g、灵脂10g、柴胡15g、红枣12枚。

嘱每月经前服三剂，连服三月。经期忌食生冷、凉水洗浴。

当归四逆汤融冰解冻，着手成春，当月疼痛大减，三月后消失，是冬亦未生冻疮，未各个击破而一举两得。

发　　热

索某，女，58岁。子夜至凌晨身热，如卧热毡，难以成寐，于2020年7月28日来诊。

望其面白色淡，舌淡红，苔薄白微腻。询知发热逾月，伴汗出，恶风，颈项强痛，手指关节疼痛。胃口好，口不干苦，不思冷，小便清利，大便日一行。诊得脉象弦细缓，腹软不拒。

脉症相参，此太阳病也。《伤寒论》第2条"太阳病，发热汗出，恶风，脉缓者，名为中风"，即桂枝汤证也。加项背强者，为桂枝加葛根汤证也。且无内热证象，遂原方照搬：

桂枝15g、白芍15g、炙甘草10g、葛根60g、生姜10片、红枣12枚。3剂。

二诊：热解，颈项强痛亦轻。守方3剂。

《伤寒论》10条"风家表解而不了了者，十二日愈"，而本案月余不愈者何也？余以为正气虚，邪稽伏。十二日仅是概约之说，不可视为必然，而有是证用是方，则应坚信不疑。

或问，何以夜热昼不热，余以为与月余不解同属阳气不足，营卫不和。白昼阳气相助，是以邪伏，夜间阴盛，是以为非。

咳 嗽 发 热

陈某，6岁。咳嗽月余，发热10日，省中医院经X线片、化验（白细胞15.06×10⁹/L）检查，诊断为支气管肺炎。服中药8剂，热不解，咳不休。刀圭无效，易医院诊之，令服头孢、阿奇霉素，陈曾因发热，受滥用抗生素之害，拒绝接受。然10日不减，举家惶慌，父母爷奶于2019年11月19日上午9时许携仔来诊。

望其形体瘦削，面颊微红，目胞黑暗，舌淡，苔薄白，双扁桃体甚大，几至相连，淡红不焮。询知发热时轻时重，刻下39.4℃，恶寒，时微汗出，咳嗽昼夜不停，鼻塞，鼻涕如水，晨起喷嚏连连，咽不痛，胃纳差，大便溏，日一行，所持前医处方，金银花、石膏、蒲地蓝等。切得脉象浮数无力，手背、手心皆热，指尖不温。

脉症分析：目胞黑暗，舌淡，扁桃体大而不痛，昭示素体阳气虚弱。外感风寒，本系麻黄附子甘草汤证，然未予辛温汗之反投寒凉，致邪失宣泄，肺气壅遏而因循日久。冰伏寒邪，实雪上加霜之治也。今发热，恶寒，汗出，咳嗽，脉浮数，桂枝证、麻黄证俱显，其治不可不汗，又不可过汗。斟酌之，似桂枝麻黄各半汤加附子为宜。拟：

桂枝 10g、白芍 10g、麻黄 6g、杏仁 10g、甘草 6g、附子 6g、生姜 3 片、红枣 3 枚。1 剂。

煎 200ml，先服 100ml，热退止后服，不退继服之。

二诊：昨上午 11 时服药一次，微汗出，热稍减，下午 5 时许服余药，夜里汗出津津，热退，未咳。今早体温 36.5℃，微汗出，脉细数。此邪气解，治节之令已行，接下之治，唯扶正耳。拟：

附子 6g、白芍 10g、炙甘草 10g、防风 6g、白术 10g、黄芪 10g。2 剂。

三诊：咳嗽止，胃口开。守方 2 剂。

大 便 失 禁

邢某，男，11 岁。七岁始，每日或隔日大便失禁一次。一般遗漏不多，偶有尽便于裤中者。同学嫌厌，父母忧虑，四年余寻医不愈。观其面色萎黄，形体瘦弱，认系先天不足，从肾主二阴立论，拟补肾方治之。服药十余剂，屎漏依旧。补肾之治，固非朝夕可望覆杯，然若对证，总应有应，今无反应，必有所因。细询之下，获知口干思饮，寐后汗出甚多。诊其脉，沉缓无力。

脉症分析：脉缓汗出者，营卫不和也。表不宣则里不固，故而大便失禁。治当调营卫、和表里。以其不发热，脉不浮，不投桂枝汤；复以不恶寒，肢不冷，阳不虚，不遣桂枝加附子汤；而据口干思饮，脉缓汗出等营卫不和、气阴虚弱症，拟桂枝新加汤。

桂枝 10g、白芍 15g、炙甘草 6g、党参 15g、生姜 3 片、红枣 5 枚。2 剂。

二诊：药后四日未便，第五日方临厕一次。未遗漏，汗出减少。今微咳，舌淡红，苔白微腻，脉缓弱。

原方加杏仁 10g。2 剂。

后，母病来诊，知其子再未遗屎。

便　　秘

邢某，8 岁。1 岁始便秘，3～9 日一行，坚硬若棒。服山麦健脾口服液等不效，三月前某医令服保健品，服则泄泻，停仍干秘，遂来求诊。

望其面色萎黄，形体瘦削，唇干不华，舌质淡，苔薄白。询知饮食不佳，时腹痛，思冷，食生冷即咳嗽，夜汗多，易感冒。诊得脉象沉细缓，腹软无压痛。

患儿自幼脾胃虚弱，纳化不健，荣气不足，卫气不固，是以食少便难，出汗多，易外感。治当和营卫，健脾胃。若营卫和谐，脾胃健运，自能敷布津血，传导之官亦将尽职尽责，拟桂枝新加汤：

桂枝 10g、白芍 15g、炙甘草 6g、党参 10g、生姜 5g、红枣 5 枚。5 剂。

二诊：胃纳增，知饥思食，大便二日一行，腹未痛，夜汗仍多，舌淡红润少苔，脉象细缓。中运光复，已见成效，治法不变，因循守旧。原方7剂。

三诊：大便日行一次，近外出旅游停药，三日未便，脉舌同前。原方7剂。

后，其父就诊，云孩子大便正常，余无不适。

虚　劳

李某，72岁，由冬至春，两次被新冠病毒侵袭，经住院治疗转阴，迄今三月余，仍神疲乏力，弱不胜衣。

李面色淡白，形瘦骨立，唇枯舌淡，苔薄白。询知基础病有糖尿病，阳后至今，饮食无味，至午不饥，口干不思饮，大便日一行。心慌、短气，动则尤甚。手足憋胀，小腿酸痛，双足麻木，两耳蝉鸣，汗出恶风。住院时静脉输头孢、炎琥宁，口服阿奇霉素等。切得脉象细缓，手指不温，诊腹心下痞，脐周无压痛。

观其脉症，此营卫不和，脾胃虚弱，气血亏损之证也。盖中州素虚，化水谷、布津液自是贫乏。血弱气尽，腠理开，新冠因入，本应解表祛邪，而投抗生素消炎。以余经验，凡外邪加身，与正气相搏之际，不予宣散而清热解毒，用抗生素、激素，致邪伏兽困者，短期难瘥，后遗症必多。本案即是迫邪入里，逶迤三月之坏病也。其津液愈不足，气血益亏虚。今身痛、汗出、恶风，本当桂枝汤以治，然脉象细缓，显示血虚、荣气不足，是以不可汗之，拟桂枝加芍药生姜人参新加汤，予以扶正祛邪。

桂枝 15g、白芍 30g、炙甘草 10g、党参 15g、附子 15g、生姜 10g、红枣 12 枚。7 剂。

二诊：桂枝新加汤和营卫，生津血，若化雨春风。药后，神疲、心悸、短气明显减轻，可操持家务，知饥思食，自汗恶风亦微，耳鸣仍旧，脉舌同前。

守方加石菖蒲 10g。7 剂。

五 更 泻

李某，女，60 岁。每至 4 点，肠鸣腹痛，里急泄泻，泻后痛止，迄今已 40 余年矣。望其面色黯红，舌淡红少苔、有裂。询知胃纳好，口干思饮，知饥能化，白昼不痛不胀，食水果则肠鸣不适，大便就早晨一次。时发热、自汗出亦 40 年余。切得脉象沉细缓，诊得腹无压痛。

黎明即起，非洒扫庭除，乃如厕解急也。考五更泻一症，方书多责脾肾虚寒，命火衰微，凌晨阴寒极盛之际，逼人泄泻也。观本案，一无命门火衰、肾关不固之象，所见者，荣卫不和，气阴不足也。此外邪失宣，稽留 40 余年，不予宣散，将永无宁日。其口干思饮者，气阴亏虚也。拟桂枝新加汤：

桂枝 30g、白芍 45g、炙甘草 15g、党参 15g、生姜 15 片、红枣 10 枚。7 剂。

二诊：大便可至饭后 8 点左右，呈溏便，发热汗出，口干欲饮亦轻，舌脉同前。40年痼疾，非短期可愈。守方7剂。

附记

余曾用礞石滚痰丸治愈一老妪五更泻，着眼点，夜夜狂饮冷水也。

脘　痛

张某，女，62岁。夙有胃疾，去年胆结石术后，进食消化明显好转，体重由44kg增至54kg。三日前，服食少许水果，子夜脘痛而醒，连续三晚如是，遂来求诊。

望其面黄肌瘦，唇色不荣，鼻头泛青，舌质淡，苔白腻，虽盛夏仍穿厚衣。询知痛时喜温喜按、嗳逆、矢气可减。素畏寒，纳化呆滞，口不干苦，大便稀溏，一日二次，着凉即里急泄泻；入空调房顷刻即频频呃逆；足若着冷，随之恶心呕吐、头痛。自汗出，恶风，两小腿常夜间转筋。近月复增短气，言语发喘，动则尤甚。诊得脉象沉细，当脐动气，按触心下无拒。

脉症相参，此脾胃虚寒、营卫不和之证也。治当调和营卫，温中健脾。拟：

桂枝15g、白芍30g、炙甘草10g、黄芪30g、茯苓15g、半夏15g、生姜10片、红枣10枚。5剂。

二诊：胃脘疼痛当晚未作，纳增，大便仍二三行，小肚转筋，动则气喘如故，药已中病。守方续服，唯量增矣。

桂枝 30g、白芍 45g、炙甘草 15g、黄芪 30g、苍术 15g、茯苓 15g、生姜 10 片、红枣 10 枚。5 剂。

三诊：诸症皆减，此营卫已和，脾胃将复，守方 10 剂。

按：桂枝加芍药汤，为桂枝证误下后，表证未解，寒邪内陷之救误方。本案虽未经误下，然内久寒者，与食水果、寒凉引痛类同也。故凡寒邪所致，肝脾失调，气血不和之腹痛、下利，用之无误也。既属脾胃虚寒，何以不遣理中汤？其实，理中、建中（柯韵伯：桂枝加芍药小试建中），伯兄仲弟也。即使投理中，亦不会败走麦城。以其汗出、恶风、双腿转筋，营卫失和较著，显然桂枝加芍药汤为妥，既可调和营卫，又能解痉缓急。复因动则短气，脉象沉细，舌苔白腻，加黄芪术苓益气健脾。如是则寒散中温，脾胃健运，新病旧疾皆愈矣。

呃　　逆

班某，男，85 岁。先是脑中风，2023 年 3 月又股骨颈骨折，股骨头置换后，因肢体躁动，致两次截体脱位、两次复位，迄今卧床两月余。昨又因呃逆求诊。

望其满面耆斑，神衰容悴，舌淡红，苔燥少津。询知两日来呃声不绝于耳，白昼较轻，至夜，通宵达旦，不能入寐。茶饭无心，胃脘不适，喜温喜按，大便干秘，靠灌肠以通。股骨颈复位术中着凉，恶风寒，微汗出一直附身。诊得手足不温,心下、当脐筑筑悸动,脉象沉缓。

呃逆一症,多系胃气上逆,久病、重证见之,非吉兆也。今腹中气上冲逆,喜温喜按,纳少便秘,汗出恶风,为太阴虚寒、营卫不和证也。盖中阳不足,不能为胃行其津液,是以胃气上逆,为呃为悸;脾失健运,不唯生化贫乏,亦可致营卫不和,不和则汗出恶风寒也。考营卫二气,即在表之气血,虽荣行脉中,卫行脉外,然二气皆源于中焦。故急当温阳健中,否则中阳衰败,胃气尽失,土崩瓦解为期不远。倘中土得健,升降有序,胃气下行,呃逆当自息也。拟:

桂枝 15g、白芍 30g、炙甘草 15g、生姜 30g、红枣 10枚。2 剂。

桂枝加芍药汤,太阴之方也。脾胃虚寒,中阳不足,营卫不和,气血两虚者投之最宜。柯韵伯云"桂枝加芍药小试建中"。服后,呃逆果一剂知,二剂已。

或问:中阳虚衰,何不用理中、四逆,温中扶阳岂不更胜一筹!曰:兼汗出恶风营卫不和者,不可大滋峻补,盲目进补,有益盗养寇之嫌。投用本方,可益脾胃,达营卫,融表里,充气血,诸症可消。

崩　漏

马某,47 岁。素月经先期,行经五六日,此次经来15 日淋漓不净,遂来求诊。

望其面色萎黄，舌质淡、舌体胖，苔薄白。询知素就气血亏虚，倦怠神疲，畏寒肢冷，汗出恶风，腰膝酸痛，短气眩晕，月经量多，经后血红蛋白降至80～90g/L，行经不痛。胃纳尚可，消化迟钝，饮食稍冷便腹痛下利。诊得脉象沉细，腹软无压痛。

审症察脉，阳气虚弱，阴血亏损，营卫不和已了然于胸，从大论六病辨识，属太阳少阴共病也。汗出、恶风，为太阳病中风，复加漏汗，昭示少阴亏损，阳气不秘不固，为桂枝加附子汤证也。太阳少阴共病，宜太、少同治，单用桂枝汤非所宜也，其表证不会因汗而解，发汗徒益伤阳，需加附子温阳固表。若阳气充，营卫和，其漏自止。本案所异者，其漏系红汗也。

桂枝15g、白芍15g、炙甘草10g、附子15g、生姜10g、红枣10枚。3剂。

漏止。汗出、恶风、神疲减。原方5剂。

读大论20条之"太阳病，发汗，遂漏不止"知，汗漏系桂枝汤证误用麻黄汤或体虚过汗，致阳气虚弱而成。证之临床，凡致阳虚（并不限于过汗），阳虚复致津亏，同时见营卫不和者，皆可用桂枝加附子汤以治。

遗　尿

秦某，14岁，独生子，父母之合欢花、开心果也。自幼尿床，夜夜守诺，从未有缺。以其饮食正常，发育与同龄孩仿佛，未予重视。眼看读完小学，中学去太原，离开父母，何以晾晒被褥，始寻医。一医认系先天虚弱，固摄无力，与补肾药治之；易医以脾肾两虚，拟补中益气丸、缩泉丸，皆不应，父母甚忧。

望其体质可，无病貌，舌淡红嫩少苔。询知睡深沉，醒后已尿尽。易感冒，着凉即鼻塞、流清涕，自汗出。脉沉细缓，腹无压痛。

着凉即感冒，阳气虚也。刻下症状梳理，属太阳少阴合病证也。汗出、鼻鸣、脉缓，为太阳病；脉沉细为少阴病。肾与膀胱相表里，主水液。膀胱蓄尿、排尿，其开阖皆赖肾阳之气化，今肾阳虚，开阖失度是以遗也。再者邪伏太阳，肺气不宣，通调失职，令膀胱不约而遗。故本案遗尿，余以为幼时为肾阳虚，之后系肾阳虚加邪伏太阳。拟桂枝汤和营卫，祛伏邪，加附子温肾阳，权固摄。

桂枝 10g、白芍 10g、炙甘草 10g、附子 10g、生姜 5 片、红枣 10 枚。3 剂。

一年后，其母病崩漏来诊，言子再未尿床。

乳 汁 不 足

高某，28 岁。产后月余，乳汁甚少，服催乳片不见其增，婴儿不时饥啼，夫妇甚忧，相偕来诊。

某面色㿠白，眉间驻愁，舌质淡嫩，苔白厚腻。胃口索然，强食则心下沉闷，嘈杂难化，大便溏稀，日一二行。肩背、腿踝疼痛，畏风。饮水、进食便汗水津津，减衣则寒，添裳即汗。诊其脉，沉而细缓。

脉症观之，此气血两亏，脾胃虚弱，阳气不足，营卫二气不相谐也。《傅青主女科·产后气血两虚乳汁不下》篇云"世人不知大补气血之妙，而一味通乳，岂知无气则乳无以化，无血则乳无以生。不几向饥人而乞食，贫人而索金乎？"夫血、汗、乳同源，汗多，气血亏虚，其乳汁必然少也。故调和营卫，温中健脾，补益阳气为其治疗大法，待气充血沛，乳汁当自如泉涌。拟：

桂枝10g、白芍10g、炙甘草6g、附子10g、黄芪30g、生姜5片、红枣5枚。3剂。

二诊：汗出恶风、骨节疼痛皆减。纳食仍差，乳汁不见有增，脉舌如前。此气血一时难复也，因循守旧，治法不变。

上方加白术15g。3剂。

三诊：汗出恶风止，进食日渐有增，便已成形，舌淡红，腻苔变薄，乳汁仍不多，缘气血亏虚也，守方续服5剂。

四诊：乳汁虽不能令儿饱腹，然已明显增多，效不更方，嘱更服5剂。

45 年 感 冒

郑某，65岁。20岁时产后发热，因居穷乡僻壤三家村，医疗条件落后，村医令顿服0.5g安乃近2片，药后汗大出，之后便感冒不休。发热，汗出，恶风寒，肢节疼痛，天凉尤甚。每病即服安乃近，日来月往，年复一年。20世纪80年代，条件有所改善，每年注射人血丙种球蛋白4次/支，发热次数可减，已连续注射20余年。至后，注射亦无效，感冒如影随身。2021年9月7日，由妹偕同来诊。

45年感冒，亦甚少闻，虽非大病重症，然亦属沉疴痼疾，苦不堪言。郑面白少华，神色黯淡。头戴厚帽，舌质淡，苔薄白。询知汗自出，恶风，头闷，盛夏仍穿重衣，帽不少离，变天或稍冷即感冒发热。胃口好，口不干苦，大便日一行，小便清白。切得脉象沉细缓，腹软无压痛。

产后气血虚损，外感风寒，本当扶正祛邪、安内攘外以治，而投安乃近大汗淋漓，致邪未去而正已伤。之后屡屡投用，致阳气一虚再虚，邪伏腠理，缠绵45年。今一凉即病，弱不禁风，便是阳气虚弱，卫外失职之明证。若依《素问·生气通天论》"肉腠闭拒，虽有大风苛毒，弗之能害"，当不致此也。治当温阳益气，调和营卫。拟：

桂枝15g、白芍15g、炙甘草10g、附子15g、黄芪30g、生姜10片、红枣10枚。5剂。

二诊：经桂枝加附子汤太阳少阴同治，佳象环生，此营卫和谐故尔。汗出、恶风几失，精神大好，自觉冬去春来，更尽黎至，守方10剂。

观本案可见《素问·热论》"伤寒一日巨阳受之……二日阳明受之……三日少阳受之"之计日传经之说不确也。而《伤寒论》46条"太阳病，脉浮紧，无汗，发热，身疼痛，八九日不解，表证仍在，此当发其汗"，101 条"若柴胡证不罢者，复与柴胡汤"，149 条"柴胡证仍在者，复与柴胡汤"之所云，可知仲圣临床以证为的，不以时日为鹄。且太阳病之恶风，恶寒，与病俱来，与病俱去。今虽45 年，汗出恶风等中风证仍在，故仍主调和营卫。

遗 尿

褚某，女，26 岁。自幼尿床。遗尿虽非大病，然夜夜睡卧沼泽，其罪其苦，可想而知。大学校园，集体宿舍，又不敢公然晾晒。骚味熏人，自觉形秽，身心痛苦而羞于启齿，未予医治。婚、产后尿床减少，然仍隔三差五。

望其面色红润，体壮实，少羸容，舌淡红，苔薄白，亦无病象。询知纳便正常，经带无异，非中气虚损；腰脊不痛，头不晕眩，耳无蝉鸣，也非肾气不足；不咳嗽，无鼻塞，水之上源、五脏之长亦尽职尽责。脉弦缓，腹无压痛。肺脾肾无过，其源于何，左思右想，不识庐山真面目，彷徨云深不知处。继询之，知易惊恐，惧黑暗，变天、劳累则尤显，遗前梦乡寻厕遂溺。思悟一似《金匮》虚劳篇之失精、梦交。如是则调阴阳，和营卫，潜阳固摄。拟：

桂枝 15g、白芍 15g、炙甘草 10g、龙牡各 30g、生姜10 片、红枣 10 枚。5 剂。

医贵精思，悟能通神。药后未遗，陪其肾病父亲诊时知也。

心 悸

肖某，男，30 岁。性格内向，善疑虑，易惊恐，常为影视中惊险而心悸不已。去年 6 月某日，与朋友游乐场乘摩天轮，至空即惊恐万分，心颤身摇。数日后仍悸惕不宁，自疑心脏病，做心电图检查：窦性心动过速。服酒石酸美托洛尔，心率仍 100 次 /min 左右，复求进一步检查。冠状 CT：未见血管狭窄，24 小时动态心电图：心率昼 148 次 /min、夜 56 次 /min。于 2021 年 8 月 3 日来诊。

望其面白少华，舌质淡，苔薄白。询知胃纳可，口不渴，大便日一二次，小便清白。自汗出，恶风寒。诊得脉象沉数如豆，关前关后交替跳动。腹肌挛急、脐上动气，无压痛。

关前一动，关后一动，交替跳动，摇摆不定，谓之动脉，主大卒惊恐。惊则心无所倚，神无所归，虑无所定，是以惕惕不安。《金匮要略》有桂枝去芍药加蜀漆牡蛎龙骨救逆汤治火邪惊悸之教，本案无火邪之因，却有营卫不和之症，遵《难经·十四难》"损其心者调其营卫"之说，拟桂枝汤调和营卫，加龙骨牡蛎镇惊安神：

桂枝 15g、白芍 15g、炙甘草 10g、龙牡各 30g、生姜 5 片、红枣 6 枚。5 剂。

二诊：桂枝加龙牡汤显系中鹄之箭，药后心悸止，汗出恶风亦失，脉弦而不数（心率 80 次 /min），此营卫和谐也。守方 5 剂。

遗　精

未婚而正当青春年华偶有梦遗者，非病，精满自溢也。有杨某者，33 岁，已婚。梦遗 3 年矣，5～7 日必有一次，有时同房当晚仍遗。

观杨仪态文静，面鲜病容。舌淡红，苔薄白，亦正常舌象。询知其知饥思食，二便正常，睡寐甘甜，腰脊不痛，性生活和谐。一无胫酸眩冒、懒怠安卧等肾亏病状；二无头晕多梦、心烦不安等相火妄动证象。其"云深不知处"，令余茫然。继侦之，知常汗出，微恶风，手足心热，胫膝发凉，会阴潮湿，口不苦，不思饮。诊得脉象弦缓，腹壁湿润，腹肌挛急。

症候分析：腰不痛，头不晕，精神沛，睡寐好，心不烦，口不苦，其失精显非肝肾虚损、相火妄动。而汗出恶风者，营卫失调也，寒热相杂者，阴阳不和也。和阴阳、调营卫，莫过于桂枝加龙骨牡蛎汤，且仲圣《金匮要略》虚劳篇有"男子失精，女子梦交，桂枝龙骨牡蛎汤主之"之明示，遂令其持缨上阵。

桂枝 15g、白芍 15g、炙甘草 10g、龙牡各 30g、生姜 10 片、红枣 10 枚。5 剂。

二诊：10余日未遗，汗出恶风亦轻。徐忠可云："桂枝汤外证得之，能解肌，去邪气，内证得之，能补虚调阴阳，加龙骨牡蛎者，以失精、梦交为神精间病，非此不足以收敛其浮越也。"果然如是，守方7剂。

居两月，陪妻看鼻衄，知未再遗。

麻黄汤类方案

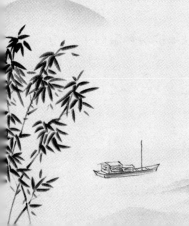

麻黄汤浅说

麻黄汤由麻黄 10～15g、桂枝 6～15g、杏仁 10～15g、甘草 6～10g 组成，煎前水浸 30min，煮 30min，约 400ml，分二次热服（凉则影响发汗）。覆被，一次汗出热退，止后服。4 小时后不汗出，继服之。渴欲饮水者，少少饮之，以防蓄水。

麻黄汤辛温解表，发汗散寒，适用于伤寒表实证。临床使用以无汗，恶寒，发热，脉象浮紧或浮数为目标。

《素问·阴阳应象大论》云："邪风之至，疾如风雨，故善治者治皮毛，其次治肌肤，其次治筋脉，其次治六腑，其次治五脏。治五脏者，半死半生也。"可见早期治疗意义之大。究之临床，外感初期，因体质、邪气之关系，部分病人表邪停留短暂，稍顿即逝，转变为他证，故应尽快用药，以绝内传。时下外感发热，用抗生素、激素成风，将汤熨可及病邪逼里入内，致病情加重，病程延长，实可叹、可恨也！

恶寒，系寒邪在表之主症，与病俱来，与病俱去；有一分恶寒，即有一分表证。由于卫阳被遏，温煦卫外功能障碍，故恶寒程度较甚，肌肤干燥粟起，甚者凛然而寒，齿叩不已，即使向火、厚被，恶寒并不因之而减。伴无汗，发热，不烦渴，不思冷，口中和，痰涎清稀，小便清白，舌淡苔薄白或无苔而润等正不虚、里无热者方为麻黄汤证。辛温发汗系太阳病伤寒唯一治法，先哲云：有一分恶寒，亦当温散。方中麻黄、桂枝，开玄府，达腠理，发汗力甚强，可祛邪于顷刻。然辛温发散，极易耗津，伤阴、伤阳，形成坏病，故须严格掌握麻黄汤之适应证、禁忌证，及麻桂用量（麻黄绝不能小于桂枝、甘草）。

麻黄汤治风、寒、湿痹，汗出可使疼痛缓解，不汗出亦可病愈。以麻黄、桂枝除解表外，复有散寒、通经、破坚积聚之功，故不必强求一一汗出也。

失 表 坏 病

原平老翁某，83 岁，病发热、咳嗽，以肺炎入住某市医院，日日输液，多种抗生素并用，十余日热不退，咳不停，渐至不食，神愦、谵语。三管（输液管、氧气管、胃管）齐下，病无起色，已接病危通知书矣。时余居海口，其儿媳电话求援，微信发来舌苔，呈红嫩少津象。询知无汗、畏寒、发热（体温 38.5℃）、四末不温，咳嗽痰黏，口不思饮，数日未便。令按压脐腹，云腹软不痛。至此，神昏、谵语、不便，足以排除阳明实邪，而太阳少阴两感证则可笃定。接下之治，沉思再三，难以书方。不表散宣泄，则伏邪困兽踞里肆虐；表之，耄耋老人，气血衰竭，本衰年迟暮，日薄西山，稍有不当，伤正亡阳。首鼠两端之际，家属情恳意切，为余鼓劲，云：危笃如此，人命天定，死马权当活马医，即使不效，绝不怨悔。遂拟：

麻黄 10g、桂枝 10g、杏仁 15g、附子 15g、炙甘草 30g。1 剂。

翌日云，药后汗出，热减，体温 37.3℃，昏愦减轻，四末转温。夫肺朝百脉，主一身之气，肺气宣达，则气充血和，百脉流畅，肠司传导。今外邪得宣而未全散，余邪遏伏于手太阴，驱邪之治需当助力。原方加人参 10g。1 剂。

第三日体温正常，晨竟索食矣。原方去麻黄服之。

恶犬进宅，是开门逐之，抑或关门打之？逐走相安无事，击则困兽犹斗，极易伤及自身。同理，治病亦需给邪出路。不攘其外何以治内？汗、吐、下、利，皆据邪之部位不同，分别因势利导，给邪出路之法也。西医无先解表后治里之说，一说炎症，不管细菌、病毒，便投大量抗生素，几瓶冷水输入体内，阳气焉能不伤！抗生素之寒，较苦寒中药有过之无不及。本系风烛残年之体，复雪上加霜，致阳气益损，人命危浅。故需温阳扶正，解表祛邪，双管齐下，不可或缺。

舌不淡，不胖，无齿痕，未显阳虚舌苔，而是红而少津，此阳气衰竭，津不上达之象。待阳气回复，津液自得升腾，勿以红嫩少津有疑附桂干姜之用。遵《素问·脏气法时论》"肾苦燥，急食辛以润之，开腠理，致津液，通气"之治也。

痄 腮

李某，8 岁，学生。2019 年 3 月 12 日初诊，右耳下腮肿痛一日，发热（39℃），恶寒，头痛，张口疼痛，纳呆，恶心，二便调，且称班里已有10余人同病。

望其腮颐明显大于左侧，皮肤光亮，不红，舌淡苔薄白。诊得脉象浮数，肿处摸之呼痛。

痄腮，西医谓之腮腺炎，传染性强，多犯儿童。可一侧或两侧，治疗及时、得当，一周可愈。若不及早诊治，或早用、过用寒凉，皆可致病程延长，甚而波及睾丸、卵巢，致成年后不育。明薛立斋谓"或外因风热所乘，或内因积热所致"，究之临床，风热、风寒皆有之。本案恶寒无汗，显系风寒所为，治当辛温发散，绝不可投寒凉，冰伏其邪。虽恶心，其无口苦、咽干、目眩，知未入少阳。仿仲圣葛根汤证增呕加半夏之法，复以痛在阳明经之颊车加葛根，且葛根解肌，有擅除口噤、张口疼痛之能。遂拟麻黄汤加半夏、葛根治之。

麻黄10g、桂枝10g、杏仁10g、甘草6g、葛根15g、半夏10g、生姜5片。3剂。

嘱热敷，并告家长，一二日内可能左侧也会肿痛。

二诊：药后第二日，体温38℃，左侧果亦肿痛，较右为轻。第三日肿痛皆减，体温37℃。为净余邪，守方2剂。

慢性结膜炎

张某，10岁。二目痒涩半年，口服消炎药，点抗生素、抗病毒眼药水有效，停则反复，于2018年11月12日门诊。

患儿皓齿朱唇，靥涡可掬，稚气之色尽显眉宇。二目炯炯，睑结膜充血，目胞略肿，舌淡红，苔薄白。询知晨起眵多，痒甚时需久久按揉。常鼻塞，多喷嚏，不汗出，胃纳好，二便调。切诊腹无压痛，脉象呈弦。

临床观察，长期使用抗生素眼药，是形成慢性结膜炎原因之一。盖西药抗生素，与苦寒中药类同也。寒则收引，迫邪入里。风寒束表，邪郁化热，欲外出，必痒涩，点药水，邪复入，痒涩减，药停，邪复动……。如此拉锯式之治，何时可愈？观其鼻塞、喷嚏，知邪欲出，何不因势利导！拟麻黄汤加味：

麻黄6g、桂枝6g、杏仁10g、甘草6g、葛根15g、细辛6g。

连服5剂，症状消失，随访半年未发。

乳　痛

王某，28岁。三年前产后七日，左乳肿痛，西医谓急性乳腺炎，静滴、口服抗生素旬日，疼痛略减，停药疼痛复甚。医谓已化脓，切开引流，日日换药，疼得哭爹喊娘。孩子嗷嗷待哺，尚需忍痛以喂。切口未愈，旁边又生脓肿，复手术引流，因循半年始愈。今年第二胎产后旬日，右乳房肿痛，其状一如左乳，多种抗生素合用，并服金银花、蒲公英等大剂汤药，时轻时重，业已三月矣。或谓脓成需刃，彼若惊弓之鸟，瑟缩不安，于2019年2月24日求诊，坚决要求回乳。

望其面颊微赤，双眉锁愁，乳房硕大焮红，舌淡红，苔白腻。询知乳房锥痛，昼夜不休，痛及腋下，乳汁多。发热，恶寒，无汗，饮食不思，夜卧不宁。触知半个乳房坚硬拒触，指下灼热。切得脉来滑数。

乳痈之治，遵《医宗金鉴·外科心法要诀》"痈疽原是火毒生"之说，一般选用仙方活命饮、神授卫生汤，方有未成即消、已成速溃之能；溃后托里消毒散益气补血、托毒消肿。验之本案，若陈陈相因，蹈矩循规，一如缘木求鱼，水中捞月。观杨清叟《仙传外科集验方》"初发之时，切不宜用凉药冰之……若为冷药一冰，凝结不散"之说，知清热解毒剂之用，实落井下石，酿成祸患。今恶寒、发热、无汗、脉数诸象，昭示寒邪内郁，经脉受阻，气血凝滞，伏邪困兽无宣泄之机，故而被荼毒三月。为今之治，急当辛温透表，逐寇驱邪。拟：

麻黄10g、桂枝10g、杏仁15g、甘草6g、葛根15g、白芷10g、生姜10片。3剂。

嘱停一切抗生素！谓其不必回乳，牛乳焉及母乳！

麻黄汤"不破楼兰终不还"，一剂汗出热退，三剂肿痛消失。要求继续服药，余未书方，唯令清淡饮食调之。

按：当今妊妇、产妇，多强调营养，膏粱厚味、各种水果不绝于口，甚而填鸭式补充，致体内湿热蕴滞。复因产后腠理开，汗大泄，风寒外袭，腠理复闭。外邪内热，狼狈为奸，同恶相济。遵《素问·六元正纪大论》火郁发之之说，予以发之。若执产后忌汗之说，则愈期难料矣！

痛　经

张某，24岁，未婚。14岁经汛，至则微痛。16岁痛经加剧，每以布洛芬缓释胶囊求减，多处寻医，其效甚微。赴京某院就诊，经B超、化验性激素等检查，诊断为多囊卵巢，服中药加地屈孕酮，疼痛不减。于2021年10月29日求诊。

望其形瘦项长，面白少华，眼胞微青，二目炯炯，舌淡红，苔白腻。询知经行后期，量一般，有瘀块，经前乳胀痛，经汛第一二日，少腹痛、腰痛难以站立，甚时恶心，上吐下泻，偏头痛，手足冰冷，冷汗淋漓，第三日疼痛渐缓。刻下已毕25日。素日畏寒，纳呆，口不干苦，食生冷水果胃不适，很少有饥饿感，身高1.68m、体重仅45kg。切得脉象沉细，右少腹微有压痛。检阅所服处方，有少腹逐瘀汤、桃红四物合逍遥汤者。

脉症相参，此脾肾阳虚，寒凝血瘀证也。治当经期温经活血，经后健脾补肾。

唐容川谓一切不治之症，皆由不善祛瘀所致，王清任深得逐瘀秘笈。然本案寒瘀何以不效？观患者素就肢冷畏寒，舌淡便溏，足见阳虚已久。由是观之，少腹逐瘀汤未能建功者，温阳不足也。拟：

附子 30g、干姜 15g、炙甘草 15g、桂枝 30g、白芍 30g、白术 15g、五灵脂 15g。7 剂。

二诊：药未服完，11 月 5 日上午经汛，腹微痛，至午痛剧，攒眉蹙额，五官错位，冷汗直冒，小腹拘急，恶心泄泻，全身恶寒，手足厥冷。舌淡，苔白微腻，脉紧弦。

温阳逐瘀，亦无为无功。窃思，逍遥桃红行气活血，少腹逐瘀温经化瘀，皆不应。此既不像冲任虚弱、寒瘀为痛之温经汤证，又异于血水同病之当归芍药散证，以及气血虚弱之黄芪建中汤证，亦非厥阴病，寒热错杂之乌梅丸证……，穷思默索，胸仍无竹。若循车走直线马走日之规矩用药，料必获胜无望，当另辟蹊径，剑走偏锋。继思之，表里和谐，始气血衡常，脏腑安和。里不通者，应是表闭塞也。《素问·奇病论》"胞络者系于肾"，肾与膀胱相表里，寒郁太阳，致胞宫瘀滞者，当从太阳表散以治，寒去则经脉通，通则不痛矣，陈修园"外疏通，内畅遂"之谓也。且从刘绍武先生"三部六病"凡与外界接触者皆属表部看，子宫虽居小腹，有阴道与外界相通，当属表部范畴。今恶寒肢冷，权当太阳表寒证，拟投麻黄汤以治，然麻黄汤为阳虚禁方，径直投用显然不妥。仿太阳少阴两感证治法，将附子加入，既能祛散表寒，又可温阳益里：

麻黄 10g、桂枝 10g、杏仁 10g、炙甘草 6g、附子 10g、生姜 10 片。1 剂。

麻黄汤散太阳表寒，泄卫分郁滞。《本经》谓麻黄破坚积聚，果如是。晚 8 点服药，至 10 点，痛如黄鹤，一去不返。之后两月，经至首日皆服麻黄汤一剂，腹未痛，仅微不适而已。

胸 痹

王某，男，51岁，管道工人。胸膺憋胀年余，某医院行冠脉CTA检查：左前降支近段、中段狭窄50%～70%，回旋支近段、远段狭窄70%，服西药症不减而求诊。

望其面色微红，酒渣鼻，淡红舌，苔黄白厚腻。询知王系刘伶子弟，杜康粉丝，以酒为浆，不可少离。整日烟不释手，吐雾吞云。初，胸胀一日一二次，渐至三四次，每次一至五分钟，持重明显，休息可减。胃纳可，大便日一行，食水果或坐冷椅即泄泻。诊得脉象弦细，触腹无压痛。

观其脉症，此胸痹也。胸痹者，胸阳不振，阴邪窃踞阳位，君主神明被蒙蔽也。盖胸为至阳之所，心肺之舍，主气血，大小循环皆源于此。患者素体虚寒，长期烟焚酒炙，寒、湿、瘀、热诸邪，朋比为奸，属阴实之邪。上乘窒塞，故憋胀耳，所谓浊气在上则生䐜胀是也。治当温之散之，燥之化之，若阴霾散，阳气通，胀当自失。拟麻黄汤加减：

麻黄10g、桂枝10g、杏仁15g、苍术30g、薏苡仁30g、茯苓15g、瓜蒌30g、半夏15g、生姜10g。5剂。

嘱禁酒忌烟，刘满口应允。

二诊：麻黄破坚积聚，麻黄加术汤、麻杏苡甘汤，皆寒湿、湿热宣散方，以其湿盛，去甘草不用。瓜蒌宽胸涤痰，苓夏化湿祛痰，为酒家要药。药后，胸胀十去七八。唯夜难入寐，凭经验麻黄所致也。守方去麻黄，易藿香10g。7剂。

三诊：胸胀止，夜寐甜，舌苔白腻。守方续服。

翌年来诊，云胸未胀，仅持重时微胀而已。视其舌，淡红有印，苔白腐腻。询知酒烟未断，病因未失，死灰仍可复燃。阴实不去，随时仍会蒙蔽胸阳。"玉宇澄清万里埃"，专欲难成。与瘾君子讲禁忌，其保证可信度几乎为零，然仍耐心诉之，并书原方增桂枝量加白蔻仁付之。

发　热

刘某，男，51岁。自幼体弱，诸般杂症，如影随形。2004年7月行动脉导管未闭术，8月份行结肠癌术，同年11月行膀胱癌术，2015年复行膀胱癌术，2021年再次行膀胱癌术，2022年6月12日，忻州市某院诊断左大脑动脉瘤破裂。术后次日，发热（40℃），谵言、神昏，头痛，小便失禁，抗生素倍服，热不退。加布洛芬降至38.5℃，未几复热。CT检查：双肺下叶炎症、双侧胸腔积液。据药敏试验，更换抗生素，加乙酰半胱氨酸雾化、激素仍不降，已持续11日矣。刘系余挚友亲戚，邀余诊治，因新冠疫情期间，医院管理甚严，无核酸阴性证明及陪侍证，不许入内。考虑到术后病症与瘀血难脱干系，又电话询知少腹硬痛，遂开桃仁承气汤治之。

药后日泻三次，其热不退。误诊错治，心知肚明，缘四诊不全也。当需面诊，方少谬误。遂入院探视。

时刘热正盛，虽瘦骨嶙峋，却面若关羽，缘缘红赤。舌淡红，苔白腻。虽氧气管、胃管、输液管、导尿管，管管尽职，然仍热势汹涌，有似燎原。触其肤，体似燔炭，诊其脉，浮而滑数。询知不咳嗽，胸不痛，卧位自由，左眼失明。复问："恶寒乎？""然。"至此，伤寒失表业已明了。夫太阳为六经藩篱，卫气系人体城池。藩篱疏薄，城矮池浅，则邪气干、寒淫侵。本当驱之散之，然治不如法，致外邪羁伏，兽困于内。屡屡消炎，若零素雪于寒泉。玄府益闭，更难宣泄，故而经久难瘥。为今之计，急持芭蕉扇，熄灭火焰山。拟：

麻黄10g、桂枝10g、杏仁10g、炙甘草6g。1剂。

麻黄汤大启鬼门，当晚汗出淋漓，头痛减，翌日体温37～37.5℃，7月1日36.6℃矣。因汗后体虚，胃纳呆滞，眼底出血，未察色脉，拟益气健脾、祛瘀止血以治。未服三剂，彼目盲焦急，相关检查后，不同意本院眼科治疗，7月5日赴山西白求恩医院。7月6日CT检查：左肺上叶下舌段及双肺下叶多发慢性病变、双胸腔微量积液、心包少量积液。以热未复燃，诸症皆轻，行将手术，中药遂停。

谵语一症，为热邪极盛所致，多见于阳明病，伴身热汗出，不恶寒、反恶热等胃家实之症。本案谵语为热郁不解，久而盛极，其恶寒昭示邪在太阳，故当治以辛温。热退，谵语自失也。

发　热

李孩 5 岁，发热（39.5℃）四天。河南某院医生，据白细胞 20.49×10⁹/L，中性粒细胞 17.70×10⁹/L，及 X 光、CT 所见，诊断为支气管肺炎、心肌炎？每日输头孢、阿奇霉素、氨溴索、地塞米松，口服金振口服液、磷酸奥司他韦、小儿豉翘清热颗粒，热不退。昨天 39.7℃，加服布洛芬混悬液 4ml，热仅退 2 时许。情急之下，家长微信求助，得病乱求医也。

微信交流所得：面色缘缘正赤，舌红赤，苔薄白。询知恶寒，无汗，体温 39.7℃，咳嗽，音哑，鼻鸣、流涕，目痛。胃纳尚可，二日未便。

关山阻隔，四诊不全，仅凭所获症状辨识，此太阳伤寒麻黄汤证也。继而询知，咽喉干，主动要水喝。麻黄汤证应口咽不干、不思饮、舌淡红。而咽干思饮、舌红者，为寒邪被激素、抗生素、清热解毒药所遏，郁而化热也。盖患儿形气未充，藩篱疏薄，易被邪干，"邪风之至，疾如风雨"，39℃以上持续四日，足见正邪交争激烈。若未经激素、抗生素等干预，邪当逐矣。所幸正气尚可，未传经内陷。今外邪失表，兽困于里，岂能安分守己、不为祸伤正！急当辛温表散兼清内热。或问支气管肺炎、心肌炎何以为治？曰：西医病名，可作参考，绝不可被其所惑，落其窠臼，行炎则消炎、热则冰敷之为。当辨明阴阳，分清表里，据证而因势利导也。拟大青龙汤：

麻黄 6g、桂枝 6g、杏仁 10g、甘草 6g、石膏 15g、生姜 5 片、红枣 3 枚。1 剂。

下午 5 点半服药，半小时后汗出，9 点时 36.8℃。翌日，体温 36.5℃，目痛止，大便解。仍鼻塞、咳嗽、咽干、舌红苔薄白，此邪热未尽也，"宜将剩勇追穷寇"，拟：

麻黄 6g、杏仁 10g、甘草 6g、石膏 15g、桔梗 10g。2 剂，一日服尽。

诸症明显减轻而未全失，守方去石膏。2 剂，每日 1 剂。症杳，与邻童玩耍忘返，嘱饮食调之。

伤　寒

张某（微信求诊），产后半年，前日加班熬夜着凉，翌日，头痛甚，身不热，无汗恶寒，鼻塞咽痒，咳唾黄痰。微信交流所得：面色缘缘正赤，舌边尖红赤，苔薄白。询知产后一直多汗，动则尤甚。胃纳尚可，口渴思饮，三日未更衣。

无汗恶寒，太阳病伤寒也。口渴思饮，内有郁热也，拟大青龙汤：

麻黄 10g、桂枝 6g、杏仁 15g、甘草 6g、石膏 30g、生姜 10g、红枣 5 枚。1 剂，嘱煎 20 分钟，约成 400ml，温服一半，覆被取汗，汗出止后服。

因医嘱欠清，药后汗出初，应揭被而未揭，致大汗淋漓，衣被尽湿，至上午仍汗。头痛止，恶风，咳痰黄稠，口渴思饮。今日更衣，便不硬。面退赤色，红舌亦淡。

大论诚"覆取微似汗"，"如水淋漓，病必不除"，今大汗，致邪未解，营卫伤。痰黄思饮，内热仍旧。此非麻黄汤、大青龙汤所宜，拟桂枝汤加味：

桂枝 15g、白芍 15g、炙甘草 10g、杏仁 15g、石膏 30g、生姜 10g、红枣 10 枚。1 剂。

服后，汗出，恶风，咳嗽均减，痰白涕清，口干不思饮，更不思冷，舌淡红，苔薄白。

营卫渐和，内热已清，阳虚显露。

守方减石膏，加附子 10g。1 剂。

翌日，诸症尽失，竟上班矣。

外邪侵袭，因邪气、体质强弱、治疗确当与否而变化不同，本案邪郁则热，正伤则寒，或用石膏，或投附子，非胸无主见，左右不定，乃有的放矢，据症而施也。忆《诊余集·阴阳并脱案》，今日复脉汤去姜桂加鸡子黄，明日大剂桂枝龙牡救逆法，如是三日，症势方定。此亦有是证用是方之案例也。

产后反复发热

刘某，29 岁。产后两月内发热四次（十余日一次），热时体温 39～39.5℃（第一次热时白细胞 16×10^9/L），口服阿莫西林、尼美舒利片，点滴头孢曲松钠，热可退。今已退两日，惧其复热，于 2021 年 7 月 6 日求诊。

望其面白少华，舌质淡，苔薄白。询知热时恶寒，无汗，头额痛，项背强，右乳房红、热、肿、痛、痒，不得触按。胃纳可，口不干、不苦，大便日一二次，小便清利。乳汁不足，恶露满月后尽。今不热无汗，时微恶寒。诊得脉细缓，腹无压痛，右乳房有触痛，无硬块，局部不热，测得体温 36.8℃。

太阳病发热，为正邪相争之象，亦祛邪外出，自体保护之反应。此时之治，宜顺其势表之散之。不予解表散邪而滥投抗生素，致正气受创、外邪潜伏。西医之抗生素，味苦性寒，等同于黄芩、黄连。用于里热，其功卓著，施于表证，则有违表证之治。屡屡发热，系正气养息得复，东山再起，驱邪排异之举。然叠用抗生素，正气益虚，愈期益远。刻下，虽气血虚弱，正气不足，然辛温解表仍为首务。拟：

葛根 60g、麻黄 10g、桂枝 10g、赤芍 10g、炙甘草 10g、生姜 10 片、红枣 10 枚。1 剂。

二诊：药后汗出，乳房疼痛消失，触亦不拒，体温 36.5℃，乳汁不足，脉象细弱。此外邪已解，证呈气血两虚。欲求奶多，需补气血。拟：

当归 6g、黄芪 30g、王不留行 30g、蒲公英 30g、赤芍 15g。7 剂。

月余后仍以乳汁不足来诊，知其未热。

按：本案虽愈，细审其治，显有瑕疵。新产后，乳汁少，屡受创，脉细弱，皆正气不足之症，若加芪附辈，似较尽善。

皮　疹

田孩，10月。胸起疱疹哭闹，北京某儿童医院诊为脓疱疹，涂药膏以治。脓疱疹尚未结痂，又咳嗽、发热（39℃），项背、四肢出疹甚多，米粒大小，色红。医院处以布洛芬混悬滴剂、小儿柴桂退热冲剂，并嘱物理降温。连续三日，热不退，时哭闹，家长微信求治。

微信交流所得：面身有热色，疹发红，舌淡红，苔薄白。询知咳嗽、气粗，吃奶尚可，大便日一次，服药后微汗出，加冷敷热可暂退，继而又39℃，热时无汗、手足发冷。

症候分析：此邪伏太阳也。邪在太阳，经脉不利，肌肤出疹，为正驱邪之象。项背强者，有汗桂枝加葛根汤、无汗葛根汤以治。今虽有汗，乃布洛芬所致，与机体自汗出不同也。颈项疹密焉能不强？唯不会言语也。柴桂退热颗粒，以药测之，宜于太阳少阳合病者，其表散与清里同施，似属不当，加之冷敷，实有碍邪散也。拟：

葛根10g、麻黄6g、桂枝6g、白芍6g、炙甘草6g、蝉蜕6g、薏苡仁10g、生姜2片、红枣3枚。1剂。

药后疹益多，翌晨，咳嗽偶见，体温36.5℃矣。

〇六

麻黄细辛附子汤类方案

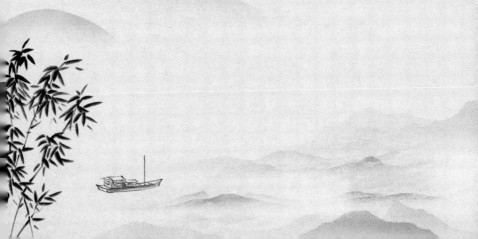

麻黄细辛附子汤浅说

麻黄细辛附子汤由麻黄 6～15g、细辛 6～15g、附子 6～15g 组成。煎前水浸 30min，煎 30～60min，约 600ml，分早、午、晚温服。

本方温阳解表，为治太阳少阴两感证之方，临床使用以恶寒、发热、无汗、不喜冷、脉沉细或沉迟为目标。

本证病机为肾阳素虚，感受风寒，名为太阳少阴两感证，实则外感内伤同病、外感轻而内伤重也。言太阳病者，其具有恶寒发热，寒重热轻，头痛骨楚，无汗咳喘，鼻塞涕清；谓少阴病者，症见面色苍白或淡暗，憔悴无华，精神萎靡，言语低微，但欲寐，背恶寒，手足不温，身蜷腰酸，体重水肿，小便清长，口不渴，不思冷，舌体胖、质淡润、苔薄白，脉沉细或迟缓，或浮而无力，或两尺独弱也。多见于小儿、老人、久病、产后、经后、房后、遗精后，或有用寒凉、抗生素、激素之病史者。

"始得之""得之二三日"，为仲圣按日辨证之示例，亦系本方与麻黄附子甘草汤之区别点。始得之，病势较急，正气相对不虚，或有头痛、身痛，麻黄细辛附子汤偏胜于祛邪镇痛，故宜于始得之。麻黄附子甘草汤证，病情较缓，虽无明显虚象，然病已二三日矣，故甘草易细辛，则发散力减轻，无伤正气。少阴病本忌汗，只有兼太阳病方可汗之。麻黄、细辛辛温发散，以解太阳之邪，附子温少阴之阳。三者相伍，则阳气可充、外邪可散。

细辛辛温发散，开提肺气，配附子姜桂，纳阳归肾，治阳虚头痛，肢节痹痛；伍干姜五味温肺化痰，止咳定喘。《本经》谓："味辛温，无毒。主咳逆上气，头痛脑动，百节拘挛，风湿痹痛，死肌。久服明目，利九窍，轻身长年。"如此良药，仲圣于麻黄细辛附子汤、桂枝去芍药加麻辛附子汤用细辛二两（合今之30g），小青龙汤、当归四逆汤、苓甘五味姜辛汤用细辛三两（合今之45g）。自宋·陈承《重广补注神农本草并图经》"细辛……单用末不可过一钱，多则气闷塞不通者死"后，医界不遵仲圣之制，反守陈承之说。截至大力弘扬中医之今日，药店超3g拒售，令医者无奈。余临床从未单用，亦从未用末，汤剂中多用10g，从未有不适反应。古人将偶尔反应（或他药反应），视为普遍现象（或归罪细辛），为一亟待解决之严肃问题，有望相关部门纠正之。

腺样体肥大

2019年7月19日，张某携五岁儿子来诊。云生后不久即张口呼吸，睡后呼噜，近鼾声益剧，某医院放射科检查报告：鼻咽腔顶后壁可见球状软组织密度影。提示腺样体肥大，需手术以治。

望其面色萎黄，形体瘦弱，扁桃体大若蚕豆，色淡，不焮不红，舌质淡，苔白微腻。询知经常感冒，咳嗽，扁桃体肿痛化脓，每病总需抗生素、清热解毒以治。胃纳尚可，大便一日二次。夜夜尿床，守信不误。诊腹松软不痛，切脉沉细无力。

用口呼吸者，非能者多劳，实鼻强加与也；鼻非惰，乃鼻道堵塞，无奈由口代劳耳。西医谓腺样体，即鼻咽腔淋巴组织，又称鼻咽扁桃体，儿时因多次感染发炎而肥大（亦称增殖体肥大），阻碍鼻腔气体流通，故张口呼吸、鼾声不息；鼻咽部分泌物堵塞咽鼓管口，故鼻孔常有脓涕，易感冒，中耳发炎、失聪……。本案脉症观之，系肺肾同病也。盖足少阴之脉，入肺中，循咽喉，挟舌本……。先天不足，阳气虚弱，卫外无力，致外邪屡侵。肺气失宣，肺窍壅遏，故咳嗽、鼻塞、张口呼吸、扁桃体反复肿痛也。之前之治，不予表散而一味消炎，致邪冰伏而荏苒经年。遗尿何以释之，以肺为水之上源，主通调水道，肺失其职，膀胱开合失度而遗；且肾阳虚弱，肾关不固，亦令膀胱失约尿床也，故当肺肾同治。拟：

麻黄 6g、细辛 6g、附子 10g、炙甘草 10g、牡蛎 15g。5 剂。

二诊：鼾声减，七日内仅尿床一次。守方 7 剂。

痊途一帆风顺，电话告知已不作鼾，再未尿床，嘱服金匮肾气丸一月。

《伤寒论》麻黄细辛附子汤与麻黄附子甘草汤，以始得之、得之二三日为别，前者偏于祛邪，后者扶正见长，本案祛邪扶正皆需，故并用之，加牡蛎者，以其擅软坚也。

鼻塞、尿床，看似二症，实则同源。病家治一愈二，陇蜀皆得，自是喜出望外。而一箭双雕，上下通调，亦意料中事耳。

病家献疑：张口呼吸止，肥大腺样体萎乎？余以为火车过往准时，隧道应无阻碍，叶黄知秋，又何必查视日历。

扁桃体化脓

李家女公子，5岁。反复发热咽痛，常去医院就诊，头孢拉定、克林霉素、罗红霉素等，点滴一周左右，病可好转。不一月，病复发，再如是，月复一月，年复一年，龄虽小，已是医院老病人矣。今日来诊，欲试试中医。望其面色少华，精神萎靡，形体瘦削，目胞黯，大眼袋，一派纯阴之貌。扁桃体甚大，色淡不焮，有脓点，凹凸状，舌质淡，苔白腻，齿痕甚显。询知发热（38.9℃）已两日，无汗，恶寒，鼻塞如堵，清涕拭之不断，咳嗽阵阵，夜间尤甚，手足不温，不思饮食，两日未大便。切脉浮细数，诊腹无压痛。

脉症观之，阳气虚弱，风寒外袭显而明了，非扑朔迷离也。盖患儿家庭条件优裕，大人顺其任性，饭时不吃，餐后零食，喜欢则滚瓜溜圆，违意则口唇不张。冰淇淋、反季水果、火腿肠、膨化食品任意取食。如此饮食无节，阳气焉能不虚。虚则温煦、气化、御外、平乱、祛邪之功皆下降不力，故外邪频频侵袭。而屡输抗生素不予表散，致阳愈虚而邪愈盛也。治当温阳扶正，宣肺祛邪。拟：

麻黄 6g、细辛 6g、附子 10g、炙甘草 10g、杏仁 10g、生姜 5 片、红枣 5 枚。1 剂。

翌日复诊：药后汗出甚多，巾被皆湿。今晨大便一次，体温 36.8℃，精神较昨充沛，咳嗽、咽痛减，扁桃体脓点消失，咽峡不利，不时作哨声。舌淡白，苔黏腻。不用下药而便通者，一则肺气得宣，二则阳气鼓动，致腑气自降矣。

原方减麻黄，3 剂。

嘱改变饮食习惯，不吃寒凉食品，再勿滥用抗生素，牢记"正气存内，邪不可干"。否则，发热咽痛必然复萌。彼大喜过望，连声应诺。

咽 喉 炎

刘某，女，34 岁，咽喉痛两月余。初，口服消炎药，点滴头孢拉定五日，痛不减，后又服蒲地蓝、穿心莲、西青果等，症如故。荏苒月余始去市某院就诊。喉镜检查：咽部充血，淋巴滤泡增生，化验白细胞 5.1×10^9/L，诊断为咽喉炎。点滴进口消炎药 5 日，咽喉痛、咳嗽未少减，于 2020 年 7 月 20 日来诊。

刘面白少华，咽峡淡红不焮，舌淡胖，苔薄白。询知初发热（38℃），恶寒，无汗，周身疼痛。输液后热退，随之喉痒疼痛，咳嗽，一直至今，夜尤剧，不得入睡。胃纳尚可，大便日一行，小便清利，口不干，不思饮。诊得脉象沉细，腹软无压痛。

此违悖证治法则之案例也。从表而来，当从表而去，大道至简，理当遵从。然非要逼狗穷巷、关门留寇，以致因循两月。余以为当初不寻医亦早愈矣，而治不如法，则迁延如此之久。固然，中西医分属两种不同理论体系，要求西医大夫先表后里，若欲牧师教堂讲佛经，同属风马牛不合情理。然病毒感染何以投用抗生素？时下不少医生，不论感染性、非感染性，更不管病毒、真菌、细菌、寄生虫，凡炎必投抗生素，甚而多种并用。此举已成为医者常规模式（患者亦坦然接受）。目睹抗生素致病程延长，轻病变重，白细胞减少，免疫力下降者甚多，企望加强医德、医术教育，确保国人身体健康。今患者喉痒疼痛，咳嗽吐痰，仍为外邪欲出之象，当顺其势逐之。以舌淡脉细尽显阳气不足，故加附子温益阳气以助正驱邪，方较妥切。拟：

麻黄 10g、附子 15g、细辛 10g、炙甘草 10g、杏仁 15g、半夏 15g、生姜 10 片。3 剂。

嘱停原先所有药，忌一切寒凉食品。

二诊：咽喉痛痒顿失，偶尔咳嗽。此阳气鼓动，伏邪得散故也。守方 3 剂。

带 状 疱 疹

张某，女，70 岁。腰胁疼痛两日，第三日出现疱疹，灼热疼痛，昼夜不休，布洛芬止痛不能少减，称有轻生之念，于 2018 年 10 月 7 日来诊。

张老态龙钟，神情恍惚。疱疹鲜红，一簇一簇，成群集对，无序排列，约三寸宽，尺余长。疹液清澈透亮，个别疱疹已溃，水液流渗。舌质淡，舌尖红，苔白腻。询知发热，微恶寒，无汗，疱疹如燎如刺，难以睡寐，神疲乏力，胃纳呆钝，大便两日未行，小便利。诊得脉来浮细，触知腹软无压痛。

脉症观之，此阳气虚弱，外有表邪，内湿蕴盛。治当温阳透邪，散寒祛湿。拟麻黄细辛附子汤：

麻黄 10g、细辛 10g、附子 10g、苍术 30g、全蝎粉 3g（冲）。3 剂。

二诊：药后汗出热退，疼痛减轻。疱疹大部结痂，少数仍糜烂渗溢。胃纳醒，可入睡。虽"轻舟已过万重山"，然除恶须尽，抗倭务胜，为绝后患，仍需鼓勇而战。原方 3 剂。

三诊：疼痛基本消失，痂皮大半脱落。呈雨过天晴，乾坤朗然。因煎药困难，嘱饮食调复。

按：带状疱疹，早期诊治至为重要，以疼痛随疱疹消失而消失为佳。若皮肤复旧而疼痛不止，则示病邪入里，将抱疴难瘥。

○七

小柴胡汤类方案

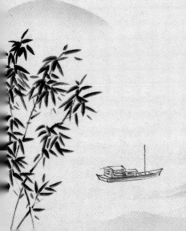

小柴胡汤浅说

小柴胡汤由柴胡 15～24g、黄芩 10～15g、半夏 10～30g、人参 6～10g、炙甘草 6～15g、生姜 10～30g、红枣 12 枚组成。煎前水浸 30min，煎 30min，约 600ml，分早、午、晚三次服。

此和解剂之祖方也。临床使用须立足于外感邪在半表半里，内伤属肝胆郁逆，以寒热往来、胸胁苦满（右胁下拒压），心烦，喜呕，不欲食，口苦，咽干，目眩，脉弦为目标。

小柴胡汤和表里，转枢机，功能甚多，归纳其运用，大致如下。

一、调和阴阳，执简驭繁。

单纯寒、热、虚、实之证，采用"寒者热之，热者寒之""衰者补之，强者泻之"之法以治。病症复杂，整体失调，如表里证同见，或虚实共存，或热寒兼有，或升降无序者，惟和解一法方可取效。小柴胡汤可使表里寒热虚实之复杂症候，消于无形，脏腑阴阳气血之偏盛偏衰，归于和平。

二、诸阳同病，少阳突破。

少阳位于胸中，居半表半里之间，系气血循行、升降、出入之枢，既接受表部天阳之气，又吸收里部水谷之精。同理，邪气亦可通过表部或里部进入半表半里，半表半里之邪亦可或表或里以出，故小柴胡汤可使少阳之邪透达太阳、阳明。如是不解表而表自解，不清里而里自清。

三、病机相同，异病同治。

"血弱气尽，腠理开，邪气因入，与正气相搏，结于胁下"，为小柴胡汤证病机。故凡气血衰弱，外邪乘虚而入，邪正相搏之病症，皆可用本方扶正祛邪。着眼点胸胁苦满，即小柴胡汤之外症——按压胁下短气、满、痛者也。

四、疏调三焦，燮理升降。

三焦者，决渎之官，水道出焉，主入出、化糟粕。其为病，上焦不纳则呕吐不食，中焦不化则水食滞留，腹胀脘痛，下焦不渎则二便失调。故凡呕吐，下利，腹胀满痛，清浊不分等三焦气化失调诸症，皆可用小柴胡汤治之。其止吐泻、利二便，系"上焦得通，津液得下，胃气因和，身濈然汗出而解"之果。

五、疏肝解郁，条达气机。

人身之气，贵在通达条畅，否则气血失调，脏腑不和，百病丛生。而气机条畅，全赖肝胆之疏泄条达，小柴胡汤以利肝胆枢机为能事。凡肝郁气滞，脾胃损伤，致气血生化不足，诸虚百损者；或气郁不行，致痰、饮、血凝滞，积久成形，如癥积、痰核、瘰疬者；或气郁化火，火性炎上而眩晕、心烦、易怒、不寐、咳嗽、呕吐者；或瘀血宿肝，导致疏泄失职者，皆可用本方以治。

六、肝胆经域，诸病可试。

从经络学说观之，凡属足少阳胆经与足厥阴肝经之循行范围，无论因风、火、湿、毒之邪郁结，或肝失条达，痰结、血凝形成之脓耳、痄腮、目赤肿痛、咽痛、喉痹、瘰疬、子痈、淋痛、颈项强痛、胸胁腹疼痛、乳痈、乳癖等病症，皆可投本方以治，使侵者祛之，气郁者达之，火郁者发之。

大论小柴胡汤主治甚多，身热，头汗出，项强，不食，胁痛，腹痛，便溏、便硬，黄疸，热入血室……虽有但见一证便是，不必悉具之训，然必须是邪在半表半里，阳气内郁，及肝胆气逆者，绝不可将似是而非之症混淆一起。如喜呕不食，系外邪犯胃，或肝木乘土而起，非伤食，或中寒、中暑之呕恶不食，临证须辨识之。

本方柴胡为君，用量须依仲圣之法，若减柴胡量，增大黄芩、人参、甘草量，君臣倒置，其效必不乐观。

大柴胡汤：可外解少阳，内通阳明，疏肝和胃。临床使用以胸胁苦满，心下、胁下满痛拒压，饭后痛剧，舌苔黄腻，脉弦有力或聚关为目标。

柴胡桂枝汤：有疏肝理气降逆，调和营卫气血，启运脾胃枢机之能。除治太阳少阳并病外，杂病肝脾不和之纳呆、呕恶、嗳逆，心下胀满，腹痛泄泻者，亦在所治之列。

柴胡桂枝干姜汤：用于少阳有热、太阴虚寒，肝脾不和者，以胸胁苦满，食少不化，脘腹胀痛，大便溏，口苦，畏寒等上热下寒、寒多热少为目标。

柴胡加龙骨牡蛎汤：用于惊气所伤，痰火交结，心神被扰之证，以胸满烦惊，心悸，失眠，脉弦、上鱼际为标的。

发　热

罗某，女，18岁。发热两月余，每日下午，体温波动于39～40℃间，至子夜热减，徘徊于37℃左右。某医用安乃近、青霉素治疗月余，汗出热退，继而复热。自服开胸顺气丸4袋，亦不应。验其血、尿常规，均属正常。

视其面色潮红，舌质红润少苔。询知寒热往来，热时头汗如蒸，寒时战栗欲被。恶心呕吐，口干口苦，喜冷思饮，渴饮无度，大便不干，小便色黄。脉来滑数无力。

观其脉症，病属少阳阳明合病。既有表邪，复有里热，岂能舍表求里，或舍里求表？安乃近发汗未伤及气阴，开胸顺气丸开泄未形成结胸、坏病者，正气可支故也。如此泾渭分明之证，治不如法，逶延二月之久，《伤寒论》一书，岂可不读！拟小柴胡合白虎汤，以和少阳，清阳明：

柴胡24g、黄芩10g、半夏10g、人参6g、甘草6g、石膏45g、知母10g、天花粉15g、生姜6片、红枣6枚。

一昼夜连进二剂，大便三次，次日寒热解，渴饮止，诸症皆失。

少阳阳明重症

刘某，女，77岁。今冬某日，候诊者正以序就诊，突有两彪形汉负一老妪于诊断床，乞余为之先诊。谓半月前脘腹胀痛，恶心呕吐，乡医点滴头孢拉定七天，毫无起色，遂进城住某医院。诊断为：急性胆囊炎；双侧附件区液性病变性质待查；水电解质失调。经抗炎、支持、纠正电解质，如是治疗七天，每况愈下，发病危通知书，建议转省级医院诊治。家属认为年事已高，大限将至，已备后事矣，然又不忍视而待毙，遂来求诊也。

观其皓首苍颜，发稀齿缺，病骨支离，色夭少泽，瞑目不语，呼之，目睁尚有神，舌淡红，苔黄腻。答问之声虽微，然语有伦次。询知身无寒热，嗌不容谷，强食之，必吐出，吐出物为黑红色黏液，嗳逆频频。十余日未得更衣，小便不利，口干不苦。脉沉弦细弱；腹诊，腹皮薄软，心下痞满，右胁下硬满，左少腹直肠、乙状结肠坚硬拒触。

脉症相参，证为肝胃不和，少阳未解，阳明已实，中气大虚之证。窃思，人之将死，必有阳气亡脱之象，或气促大汗，或下利不休，或神昏郑声。本案患者虽如经秋之叶，黄昏之阳，然尚未至油尽灯枯，病邪亦未步肓之上、膏之下，汤液应可及也，故勉力一试。当匡扶正气，攻下通幽。腑气通，升降行，生化始能复常，二法不可或缺。若以病重体弱，视硝黄如虎狼，不敢越雷池一步，必致阴阳离决，精气绝竭。虽仲圣有伤寒呕多，有阳明病不可攻下之训，然谷道闭塞，不予攻下，燥屎何以得下？呕吐何以得止？水电解质又何以纠正？余以为仲圣谓不可攻下，系指单纯用承气汤而言，若和解少阳，兼治阳明，当不在禁忌之属。今中气大虚，投以攻下，既系铤而走险，又需投鼠忌器。小柴胡加芒硝汤加味，方有人参、甘草，应该正气无伤。

柴胡 12g、黄芩 10g、半夏 15g、党参 10g、甘草 6g、生姜 10 片、芒硝 10g、枳实 10g、白芍 15g。1 剂。

未时进药，时许，肠鸣腹痛甚剧，阖家惶恐，子夜吐泻俱作，先下黑色硬粪，后泻脓状黏便。次日，精神大好，饥而索食。老死楚囚之说，已是昨日。此三日后电话询知也，因未能亲睹色脉，嘱就地寻医调理之。

亚急性甲状腺炎

王某，男，46 岁，干部。2020 年 4 月，发热、左颈项疼痛，某院就诊，令服头孢克肟胶囊、依托考昔，药后症状略减。其间因接待饮酒，翌日病势益盛，赴省城某院，诊断为亚急性甲状腺炎。服泼尼松 6 片/d、连花清瘟胶囊、中药（柴胡、白芍、枳壳、大黄、丹皮、生地、甘草、白术、桂枝、党参、茯苓）。一周后症状减轻，泼尼松逐渐递减，至 1 片/d 时，复发热疼痛，于 2020 年 8 月 20 日来诊。

泼尼松服用4月之久，赐患者一副面如满月、虎背熊腰好汉身躯。舌淡红，有瘀斑，苔薄白。询知疼痛持续，夜间尤甚，波及左侧头痛，项强，转侧受限。发热（37.3℃），汗出，恶风，四末不温。心烦，易怒，失眠。胃口好，咽干口苦，思饮欲冷，大便日一行。诊得脉象弦缓，腹无压痛，脐下挛急，左侧甲状腺质硬拒触。

脉症观之，此太阳少阳合病也。发热、汗出、恶风、项强，为太阳病中风桂枝汤证；口苦、咽干、心烦、不寐、头痛、脉弦，系邪在少阳之小柴胡证。荏苒四月，且经大黄、生地、丹皮清下，邪未入里，仍居太阳、少阳，可见正气尚足。治当散之、解之。冀望泼尼松斩关夺隘，显系利剑断流，镜花水月。拟：

柴胡24g、黄芩10g、半夏15g、党参10g、桂枝15g、白芍15g、甘草10g、葛根60g、生姜10片、红枣6枚。5剂。

嘱停用一切西药。

二诊：柴胡桂枝汤表里双解，邪气散，营卫和。药后颈项痛止，热已退，寐好转。微汗出，恶风，仍口苦思冷，舌淡苔白，脉弦缓，甲状腺触痛不显，此余邪未净，守方加石膏30g。7剂。

胸 痹

宿某，女，61岁。胸膺闷痛，反复发作，业已逾月，于2012年2月7日来诊。

望其形体微胖，面色晦暗，唇枯少荣，舌尖红，苔薄白。询知痛时彻及肩颈背脊，一二分钟自然缓解，生气、劳累、着凉、餐后易发。糖尿病五年余，日日服降糖药，空腹血糖8～9mmol/L。胃纳好，口苦、不渴，大便日一行，小便利。心烦，喜叹息，夜难入寐。切得脉象沉弦涩，腹无压痛，胁下苦满。

观其脉症，真心痛也。由肝气郁结，血行仄涩，痹阻胸阳，脉络瘀滞是以疼痛。今君主告急，需组勤王之师。拟：

柴胡15g、半夏15g、党参10g、黄芩10g、甘草10g、桂枝10g、赤芍10g、丹参30g、郁金15g、生姜10片。7剂。

二诊：疏肝解郁、化瘀通络之治果然有效，药后疼痛次数减少，程度、时间均较前为轻。寐仍差，口苦止，脉舌如前。守方去黄芩，加牡蛎30g。7剂。

近疼痛大作一次，遂去省城某医院就诊，3月7日经冠状动脉介入检查：前降支中段狭窄80%。拟放置支架，因囊中羞涩放弃，出院复来求治。余无术医穷，唯选廉品以减负。背恶寒加桂枝，体倦脉弱时加黄芪，口渴合百合乌药汤。治疗中一曝十寒，少有连续，有时竟月不至。虽症状明显减轻，然终未消失。心肌梗死阴影扎根于脑，挥之不去，若闻某人心梗噩耗，便毛发森竖，战战兢兢。后于2014年5月16日赴原医院检查，结果：前降支中段至远段狭窄30%～50%。惊弓之鸟骤变屋梁之燕，当日便将造影结果电话告余，听得出开心无比。

癫

某女，64岁。自幼丧父，兄嫂不仁，令辍学侍己，无端指责，皆逆来顺受，婚后继婆母少慈，受百般委屈，中年丈夫患癌，命运多舛，诸多不幸如影随身。多虑、心烦、不寐、悲观、忧愁、恐惧伴随40余载。近因与儿媳发生不快，旧症加重，于2019年8月5日来诊。

望其双眉锁愁，两眼黯然，面肌松弛，眼袋丰满，右腿颤抖不已，舌质淡，苔薄白。闻其答非所问，倾诉没完没了，叹息连连。询知旧事难以尘封，喜穷思竭虑，心烦、心悸，睡寐尚可（服多种精神病镇静药），胸胁苦满，胃纳时好时差，大便一日一次，食水果则便溏，膝足怕冷，夜睡需穿厚袜。左腿双臂也抖，唯轻于右腿，生气则颤抖益甚。诊腹，右胁下压之憋闷、短气，心下至脐悸动应手。切得脉来沉弦。所持今年3月份山西某医院精神卫生科出院病历，诊断：强迫性障碍，以强迫思维、焦虑为主。令长期服用舍曲林、佐匹克隆片、马来酸氟伏沙明片、阿立哌唑片、奥沙西泮片。出院医嘱：坚持按时服药，避免不良刺激，家属监管药物，以防自杀等意外发生。

肝郁气结，惊恐屡袭，怨魂不舒、愁魄鲜断四十余载，可谓苦海无涯。《黄帝外经·寒热舒肝》云"肝气郁而不宣，则胆气亦随之而郁，胆木气郁，何以生心火乎？故心之气亦郁也，心气郁则火不遂"，致阳气虚损。君主之官为之失聪，出现精神抑郁，表情淡漠，沉默呆滞，讲述语无伦次等一派癫疾之象。仲圣谓阴气衰者为癫，余以为阴气衰即阴盛阳虚也。宜疏肝温阳以治，当选何方？柴胡桂枝干姜汤，本太阴少阳并病治方，具疏肝健脾镇惊之能，稍事调整，即可胜任。以口不苦、不干减黄芩、天花粉，复以食水果便溏、舌质淡加附子。

柴胡24g、桂枝15g、干姜15g、炙甘草10g、牡蛎30g、附子15g、郁金15g。5剂。

嘱令停服一切西药。

本担心骤停西药难以睡寐，岂料入睡安甜胜于往昔，颤抖明显减轻。守方续服。

药服三十余剂，愁眉展，欢容现，睡寐安甜，肢体颤抖不再。且云近日参加小区老年歌唱团，或合唱，或独唱，兴趣盎然。嘱守方服一段时间，且需宽容待人，糊涂处世，方可断根。

头痛昏迷

张某，女，51岁。左侧头疼痛10余年，剧时昏迷，举家惶恐，急掐人中，二三分钟可醒。CT检查脑无阳性体征，于2021年9月7日来诊。

望其面红形瘦，唇暗少荣，舌边尖红赤，苔薄微腻。询知10日左右必痛一次，痛不移位，多于午后，昏迷后不知人，意识尽失。胃纳尚可，饥则神疲汗出，口干苦，素大便日一行，食水果则腹痛泄泻。胸满烦热，惊恐不宁，夜不成寐，常梦中惊醒。畏寒膝冷，三高俱有，降压、降脂、降糖西药按时服用。诊得脉象沉弦，心下、脐右拒压。

张，黔人也。早遭厄运，被逼婚配，遂成人妻，继为人母。其间，七情除喜外，惊、恐、悲、怒、忧、思，若闪电霹雳，接踵相袭。劣境久居，神形俱损。惊则气乱，恐则气下，怒则气上，思则气结，悲则气消，乃致气机纵横无序，血行疾泣失常。阴阳乖戾，天宫蒙尘，精明之府狼藉，故尔头痛昏迷。并有寒热错杂、虚实混淆诸多症象随之相伴。治当疏肝胆、通脉络、下惊恐、以清君侧。拟：

柴胡15g、黄芩10g、半夏15g、党参10g、茯苓15g、龙牡各30g、大黄10g、桂枝10g、僵蚕10g、枳实15g、白芍30g、甘草10g、生姜10片、红枣10枚。5剂。

二诊：先贤谓柴胡加龙骨牡蛎汤能下肝胆惊痰，对神明内乱，治节不行之证果然甚效，药后泻下脓秽甚多，头痛减，胸满止，睡寐好转。脉舌同前，守方7剂。

三诊：因家境欠裕，间隔月余方至。云头痛偶作，程度日轻，痛时渐短，再未昏迷。此惊痰已下，精明之府渐聪。

嘱两日一剂服之，待疼解后，服归芍地黄丸一至两月。

不 寐

藉某，女，46 岁。苦失眠久矣，于 2019 年 6 月 10 日来诊。

观其面色微青，一脸憔悴，舌尖红赤，苔白微腻。询知白昼倦怠嗜卧，至夜入睡维艰。昔日千绪，纷至萦怀，浑身焦热，五内俱焚，有时竟夕不寐。多烦躁，触事易惊，终日惕惕。胃口时好时差，口干、口苦，不思饮，思冷，咽中如有炙脔，大便一二日一行，小便利。脉象沉弦上鱼际，腹诊胸胁苦满，心下、脐左拒压，腹肌挛急。所持服过处方，有丹栀逍遥散、归脾汤、补心丹、阿普唑仑等。

不寐之因甚多，本案不寐，绝非心脾两虚，血不养心，故归脾汤、补心丹皆折戟沉沙。从脉症观之，实乃惊、气、痰、火所致。盖肝郁惊恐，日久化火生痰，扰乱神明，致阳不交阴而不寐也。丹栀逍遥可疏肝清热，惊痰为患则无奈何也。当疏肝解郁，清热下痰，平惊安神，以和阴阳。拟：

柴胡 15g、黄芩 10g、半夏 15g、党参 10g、茯苓 15g、龙牡各 30g、大黄 10g、桂枝 10g、磁石 30g、生姜 5g、红枣 6 枚。5 剂。

二诊：五剂未尽，已一枕黄粱。舌尖仍红，脐左压痛减轻。守方 5 剂。

偏 头 痛

李某，女，65 岁。头右侧疼痛十余年矣，曾 CT 检查：脑未见异常，颈椎病。杂治不效，每痛服止痛药以求缓减。

李面黄泛青，头摇不休，舌淡红，苔薄白腻。询知经商事繁，宵衣肝食，劳累过度，气血耗伤，加之烦心事常临，致头痛缠绵十余年，且日渐加重。多发于白昼，呈阵发性发作，每次两三分钟。素日心烦易惊，目胀难寐，时发热，自汗出，畏风畏寒。胃纳可，口干苦，思饮思冷，大便日一行，食水果则腹泻。诊得脉象沉弦，心下、右胁下、脐左拒压。

头痛于颞者，病在肝胆也。观其脉症，此气血两虚，肝胆火旺、肝风内动，气血逆乱，虚、郁、火、风麋集一身，属虚实相兼、寒热错杂之证也。今血苑于上，需防大厥之生。当清肝、平肝、柔肝、通络以治，至于气血虚弱，日后据症以施。

柴胡 15g、半夏 15g、黄芩 10g、白芍 30g、党参 10g、龙牡各 30g、桂枝 10g、大黄 10g、僵蚕 10g、甘草 10g、生姜 10 片、红枣 10 枚。5 剂。

嘱多逸少劳。

二诊：柴胡加龙骨牡蛎汤平肝胆，下惊痰，合芍药甘草柔肝缓急，僵蚕通络止痛。服后头痛减轻，睡眠好转。

脉舌如前，守方 5 剂。

三诊：郁火得清，痹络得通。头痛几失，睡寐甘甜。首摇如昔，肝风短期难息也。拟杞菊地黄丸、逍遥丸善后之。

脏　躁

高某，女，42 岁，教师。经期哭泣，悲不自胜，难以自抑，已达年余。届时日发数次，每次 10 余分钟，经毕则一如往昔。昨日潮汛，故态复萌，随缘来诊。时 2020 年 9 月 2 日也。

高神色暗淡，泪黏于睫，唇干不华，舌淡红，苔薄白。询知月经先期，量多，经至小腹痛，畏寒，纳呆，下利（素干秘），胸满，背痛，少寐多梦。诊得四末不温，脉沉弦细，心下拒压。

顾余临床，经期小腹痛，乳胀痛，头痛，发热，泄泻者，常见之，悲哭者，首逢也。观其脉症，此肝气郁结也。盖经期血海盈溢，肝木不遂其条达之性，气失疏泄，木旺横逆，侮金克土，刑肺乘脾。肺主忧主悲，伤则或悲或泣；脾主运主化，克则纳呆下利。由是观之，疏肝抑木为其治疗大法。继从《金匮要略》"妇人脏躁，喜悲伤欲哭，象如神灵所作，数欠伸，甘麦大枣汤主之"看，当属脏躁，故合二方以治。拟：

枳实 15g、柴胡 15g、白芍 30g、炙甘草 15g、小麦

50g、红枣 10 枚。5 剂。

10 月 13 日，外感风寒来诊，云 10 月份行经，其间未悲泣。

2021 年 5 月 20 日，因体检有甲状腺结节咨询，知悲哭远遁。

牛犟体伟，鼻环驭之，肝木横逆，甘药缓之。沿流溯源，洞见症结，从本责之，故有"忽如一夜春风来"之效。

胃　癌

王某，男，68 岁，农民，1990 年 3 月 6 日初诊。主述脘痛，不思饮食，日渐消瘦，半年有余，疼痛加重亦逾二十日矣。曾住忻州地区某医院，做胃镜检查，发现贲门下小弯侧有 3cm×3cm 巨大溃疡，表面披坏死苔，边周不整齐，隆起，诊断为胃癌。无力支付手术费用，出院求治。

王大骨枯槁，大肉陷下，面色萎黄，夭然失泽。胃脘疼痛甚剧，食后加重，手不可近。夜间疼痛尤甚，呼号之声不绝，令左右邻舍难以安宁，住院期靠注射哌替啶缓解。嗳逆吞酸，恶心呕吐，吐出或食物，或痰涎。大便十余日始得一行，未见吐血与黑便。口干口苦，舌质淡白，脉象弦细。腹诊：腹壁柔软，心下拒压，未触及癥块。经化验，血红蛋白 65g/L，红细胞 2.02×10^{12}/L，白细

胞 $14.3 \times 10^9/L$。

脉症分析：饮食劳倦，脾胃损伤，游溢之精不能化生气血，留蓄中焦，为痰为饮；加之肝气郁结，气滞血瘀，顽痰死血互结，日久形成癌肿；癌肿更加剧脾胃之升降失司，运化无力，胃肠之传导障碍，纳泻无序。故腹痛剧烈，呕吐不便，纳谷甚微等症状日重一日。遵《素问·至真要大论》"坚者削之……损者温之"之旨，又参东垣"人以胃气为本，胃气又以下行为顺"之意，熔健脾益气、行气消瘀、调理升降数法于一炉。拟四逆散合吴茱萸汤加味：

柴胡 12g、白芍 15g、枳壳 15g、甘草 6g、人参 10g、吴茱萸 6g、三棱 30g、莪术 30g、黄连 6g、紫苏子 30g、生姜 3 片、红枣 6 枚。2 剂。

嘱令停服西药，禁食高蛋白食品。

二诊：当晚大便得通，心下疼痛明显减轻，再未用哌替啶。仍恶心呕吐，嗳逆吞酸，舌脉同前，再进原方3 剂。

三诊：疼痛、呕吐止，精神振奋，胃纳醒，大便日一行。生机已萌，原方加鸡内金 10g。3 剂。

四诊：脘痛再未发作，泛酸止，胃纳大增，可日食 250g 左右，舌色转淡红，精神大好，显有柳暗花明之感。脉象弦细，心下仍拒压。肢体时颤抖，乃气血虚损所致，需增健脾补中之品。拟四逆散合四君子汤加味：

柴胡 12g、枳壳 15g、白芍 15g、甘草 6g、人参 10g、白术 15g、茯苓 15g、三棱 30g、莪术 30g、牡蛎 30g、鸡内金 10g。每日 1 剂。

之后，诸症渐轻，乃至消失。中州脾土日就月将生化气血，敷布津液，资生脏腑，充养肢骸。共服36剂，面色红润，行立自如，脱肉破䐃之象悄然离去，紫气东来已现端倪。至夏，徜徉于街衢，或与人对弈。入秋，神焕肌腠，竟可下田矣。翌年，早出晚归，寒耕热耘，一如既往。偶尔饮酒自乐，亦无所苦。自知癌瘤消失，不欲破费检查，经再三解释，并由余交费，于11月29日在原医院做胃镜检查，幸如所料。

乳 汁 不 足

产后缺乳，多责气血虚弱，以奶源血也，故下乳涌泉汤、猪蹄汤为缺乳常用之方。

薛某，35岁，产后三月，初乳汁足，五日前与人口角，怒气填胸，乳遂不泌。孩子嗷嗷待哺，备牛奶喂之，偏拒乳嘴。催乳片大剂服之，不见毫效。

观其体胖质壮，非黛玉之弱不禁风，舌质淡红，舌苔薄白，亦属正常舌象。询知胃纳尚可，不呕恶，口干苦，胸胁满胀，大便日一行，汗出不多，产后月经未汛。诊得脉象沉弦，右胁下拒压。

审证察脉，证非气虚血少，乃肝郁气滞也。乳汁固为气血所化，然气滞络痹同样可令无乳，若江河坝阻，下游安有水流？涌泉汤、猪蹄汤下奶，乃饔飧不继、食不果腹年代，气血虚弱者相宜。当今侯服玉食，大鱼大肉加保

健品,岂需猪蹄！治宜疏肝解恨,削坝启闸,拟四逆散加味:

柴胡 15g、白芍 15g、枳实 15g、甘草 10g、大黄 10g、生姜 10 片。

二剂尽,乳涌如昔。

子宫内膜异位症

闫某,27 岁,已婚。经前、经期腹痛剧烈难忍,上月在太原某院就诊,超声提示:右侧卵巢有 30mm×32mm 巧克力囊肿,诊断为子宫内膜异位症。服药一月,痛经依旧,于 2009 年 7 月 29 日来诊。

望其面色如常,舌边尖红,苔黄白相兼。询知痛经年余,初较轻微,后渐加剧,如锥如撕,难以上班。诉先期量多,十余日方净,色暗杂块,昨日刚毕。胃纳不振,茶饭无欲,口干苦,时恶心、泛酸,嗳逆频频,大便日一行,饮食稍冷便腹痛泄泻。切其脉,沉弦有力,诊其腹,腹肌紧张,心下、右胁下、脐右、右少腹拒按。

脉症相参,此肝胃不和,胞宫瘀滞也。盖肝气横逆,木土相仇,犯胃则纳呆呕恶,泛酸嗳逆;胞宫蓄瘀则腹长癥积,行经腹痛。何以为治? 调肝和胃、逐瘀导滞应为不二法门。拟大柴胡汤加味:

柴胡 15g、黄芩 10g、半夏 15g、枳实 15g、白芍 20g、大黄 10g、桂枝 10g、五灵脂 10g、生姜 5 片、红枣 6 枚。

5剂。

二诊：日泄三五行，脓秽甚多。胃纳增加，泛酸嗳逆大减，心下、右胁下压痛消失。脐右、右少腹仍拒按，除恶务尽，方可太平。原方5剂。

9月16日三诊：8月18日行经，少腹未痛，经期长。昨日不知不觉中潮汛，量仍多，纳便正常，泛酸嗳逆止。舌淡红，苔薄白。诊其脉，脉来沉细，触其腹，腹软无压痛。超声探测：盆腔积液12mm，未见包块声影。以其亡血多，历时久，气血两虚。接下之治，大柴胡功成而退，归脾汤接力以继。

睾 丸 疼 痛

学生韦某，14岁。三月前碰伤睾丸引发疼痛。初红赤肿大，手不可触，某医院给予消炎止痛治疗，痛减而肿不消散，致行走难以直立，睡卧需撇双腿，于2019年9月25日来诊。

望其痛苦面容，又步蹒跚，舌淡红，苔黄白腻。询知胃纳如昔，大便干秘，二日一行，疼痛呈坠痛、胀痛，用力（背书包）、饱饭后疼痛加剧。诊得脉象沉滑略数、脐右拒压。

经云"六经为川，肠胃为海"，观其脉症，此川海滞塞，经络不通也。睾丸，肝经所循，厥阴与少阳相表里，结合腹胀、便秘、脐腹拒压、脉沉滑数，属少阳阳明病也，拟大柴胡汤加减治之。

柴胡 15g、黄芩 10g、半夏 15g、枳实 10g、白芍 30g、大黄 10g、生姜 5g。5 剂。

二诊：直立行走来诊，称微痛而已。原方加甘草 10g。5 剂。

小柴胡汤加减致肝功能异常案

李某，女，32 岁。心下痛六日，饥饿即痛，得食可减。胃纳不思，恶心呕吐，泛酸嗳逆，大便日一行，10 余日竟消瘦 2.5kg。2009 年 1 月 14 日上午在海南省某医院就诊，心电图提示窦性心动过速，B 超报告双肾、子宫、附件未见异常，嘱次日空腹胃镜检查。彼急不可待，下午由旧病人辛某陪同来诊。

望其面色暗黄，形体瘦削，舌质淡红，苔白腻。询知口干苦，不思饮，唯思冷。切其脉，弦细而数，诊其腹，心下痞软，胸胁苦满，当脐悸动。

脉症相参，此肝胃不和也。先拟小柴胡汤和肝止痛，以其心下虚软无拒压，不必做胃镜也，复以脉数、骤瘦，建议做甲状腺功能检查。

柴胡 15g、黄芩 10g、半夏 15g、党参 10g、甘草 6g、白芍 15g、生姜 5 片、红枣 6 枚。2 剂。

1 月 22 日二诊：心下痛已失，恶心、呕吐不再，胃纳增加。云 15 日省医院甲状腺功能检验：三碘甲状腺原氨酸（T_3）8.35nmol/L，总甲状腺素（T_4）>386.15nmol/L，游离 T_3：42.82pmol/L，游离 T_4：>80.19pmol/L，超敏促甲状腺素 0.01mTU/L。印象：甲亢，服用甲巯咪唑。药后呕吐清水，心下隐痛，茶饭不思，头颞涨痛。自知系甲巯咪唑反应，已停服二日。视其舌，质红少苔，诊其脉，弦数有力。拟：

柴胡 15g、黄芩 10g、半夏 15g、党参 10g、甘草 6g、陈皮 15g、石膏 30g、生姜 3 片、红枣 6 枚。3 剂。

元月 27 日三诊：药后痛呕俱止，知饥思食，时寐差，易激动，脉仍弦数。嘱守方续服。

11 月 21 日四诊：叙称回故乡两月后，出现纳呆、呕恶等消化道症状，长沙第三医院化验：总胆红素 209μmol/L，直接胆红素 61.3μmol/L，间接胆红素 148.3μmol/L，谷丙转氨酶 900.50U/L，谷草转氨酶 1100.40U/L，总胆汁酸 45.30μmol/L，碱性磷酸酶 144.90U/L，谷氨酰转肽酶 202.80U/L，腺苷脱氨酶 47.50U/L，游离 T_3：6.20pmol/L，游离 T_4：15.936pmol/L。遂停服中药，加服护肝片（垂盆草、虎杖、丹参、灵芝）、甘草酸二铵、碳酸锂。一周后化验，肝功能各项皆正常。

停服碳酸锂等月余后，游离 T_3：10.07pmol/L，游离 T_4：29.846pmol/L，胃纳亢，大便日一行，眼球突出，时胸闷，心烦心悸，思饮思冷，舌尖红赤，脉弦略数。

观其脉症，仍系肝胆火旺。拟：

柴胡 15g、黄芩 10g、紫苏子 15g、白芍 15g、生地 30g、石膏 30g、甘草 6g、牡蛎 30g、生姜 5 片。每日 1 剂。

12月27日五诊：诸症减，体重增2kg。昨又饮食不思，恶心呕吐，小便甚黄，胸胁满闷，头颞疼痛，口干苦。视其舌，边尖红，苔白腻，巩膜发黄。切其脉，弦滑数。

此肝胆湿热证也，嘱明日化验肝功能。

2010年元月5日六诊：海南省人民医院化验单：总胆红素26.4μmol/L，直接胆红素10.03μmol/L，间接胆红素16.1μmol/L，谷丙转氨酶762U/L，总胆汁酸25.4μmol/L。

两次所服皆小柴胡汤加减。初，症状可轻，继服则肝功能异常，其理何在？余不能解，遂谢不敏，建议去省中医院诊治。

《中医药动态》1992年第3期介绍日本厚生省药务局，要求小柴胡汤使用注意事项增加偶尔出现黄疸、谷草转氨酶（AST）与谷丙转氨酶（ALT）上升及间质性肺炎两条，可见肝功能损害，已列入研究课题。何以预防、监测，愚翘首以待。

白虎汤类方案

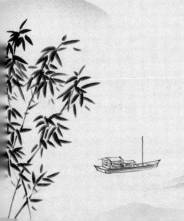

白虎汤浅说

白虎汤由石膏 60～100g、知母 15～30g、甘草 6～15g、粳米 50g 组成，加人参为白虎加人参汤。煎 30min，约 600ml，分早、午、晚三次服。

白虎汤为清解燥热之方，临床使用以发热、汗出、口渴、心烦、脉象滑数有力为目标。若大汗出，大烦渴不解，口干，舌燥，脉象洪数，或洪大无力，则为白虎加人参汤证也。

发热，系机体抗邪之反应。外邪侵袭肌表，宜发汗解表以散热；邪在胃家，当攻下导滞以泻热；若邪热既不在太阳，亦不在胃腑，而是以胸为中心，弥漫全身，所谓阳明经证。症见身大热，不恶寒，反恶热，汗出热不退。轻则心烦，重则神昏、谵语、遗尿，四末厥冷，或四肢肌肤不热而胸部灼烙。且伴有面赤而垢，声重气粗，口不仁（语言不利），口臭，小便短赤，舌质红、干燥少苔或苔黄燥，或干黑有芒刺等燥热症状者，非白虎汤或白虎加人参汤清解不能退也。白虎为西方金神，司秋令，用作方名者，以一雨成秋，暑热全消之意也。

石膏甘寒，为本方君药。不论伤寒、杂病，凡发热汗出，心烦思冷，属里热、燥热者，便可使用。余师愚清瘟败毒饮用石膏 240g，余无言用达 500g，张锡纯主张研细冲服，皆善用石膏者也。

产 后 发 热

罗某，40 岁，本家境欠丰，子女众多，40 岁复老蚌含珠。产后体质虚弱，为风寒所袭。初发热恶寒，头痛骨楚，某医注射安乃近以治，汗大出而热不退，恶寒停止而恶热开始，虽解衣揭被，仍呼热甚。五内俱沸，大渴引饮，昼夜四壶，渴犹不解。翌日中午，邀余出诊，患者面红目赤，烦躁不宁，头汗蒸蒸，舌红少津，脉象洪数。

此太阳病汗不得法，致邪传经入里，白虎加人参汤证是也。遂书：党参 15g、石膏 30g、知母 10g、甘草 6g、粳米 30g。

彼虑中药不能速效，惧黑夜漫长，焚灼难熬，不欲购药。此前，余尚无用此汤之经验，然观其状，确与白虎加人参汤证吻合，深信仲圣不会误人，故力保速效，劝其快服。并晓之不治则阳明液亏，厥阴风动，变证将生之害，若城门失火，必殃及池鱼。

患者疑信参半，勉强服之。日晡，热未再增，口渴亦减。至暮，热渐减退。迨凌晨，身凉神爽矣。

此一九六九年冬季之事也。

崩　漏

郎某，47 岁。经来月余不止，于 2022 年 8 月 16 日来诊。

郎面色微红，舌边尖红赤，苔薄白。询知三年中，月经或一月一汛，或两三月一潮。量少，一般行经两三日，6月份10余日，此届7月14日汛，至今33日矣。初量多色鲜，后量减，淋漓不净，少腹不痛。身烘热，手心烫，胃纳好，口干思冷，小便黄赤，大便干燥，三日一行。切得脉象沉滑略数，腹无压痛。持2020年化验单：雌激素低，近期B超报告单：子宫宫体6.0cm×4.5cm，内膜厚1cm，前壁浆膜下肌瘤1.5cm×1.2cm。

夫月经一事，上应太阴，下应潮汐，若六淫不侵，七情无伤，藏统适宜，自能月月守信，启闭自如，断无山岳暴崩，屋顶渗漏之生。《素问·离合真邪论》云"天地温和则经水安静……天暑地热则经水沸溢"，今岁少阳司天，病初，主气、客气皆少阳相火，三火炽盛，祝融扬威，故崩漏不止。刻下热、渴、汗（红汗）、脉滑数皆显，舍白虎奚为！以其下血日久，津血亏虚，加党参投之。

党参10g、石膏60g、知母30g、甘草10g、粳米50g。2剂。

白虎一吼成秋，热意顿消。一剂减，二剂止。以其大便干燥，拟竹叶石膏汤加生地善后之。

11月3日，微信询知，10月11日经讯，量不多，7日自止。

鼻 衄

天津樊孩，6岁。活泼可爱，唯三五日鼻衄一次，已历年余。量多色鲜，用纱布、棉花填塞、冷水敷额，其血可止。医做血液检查，皆无异常，家长微信求治。

屏幕所见明眸皓齿，丹唇红舌，苔少薄白。询知消谷善饥，睡前不食则难以入寐，常口渴欲饮、喜冷，且少饮衄益频。自幼大便艰难，数日一行，经治疗可日一便，仍干燥费时。头汗绵绵，寐后尤甚。

观其病症，胃家实也。分析其因，应是表热未解，传里而成，所谓太阳阳明也。阳明多气多血之腑，其口渴思饮、欲冷、消谷、多汗、便难，知燥热炽盛，逼血妄行，是以衄作。治当用白虎汤清解阳明，泻热存阴。或问，既为胃家实，何不承气以治？曰：表热传里之太阳阳明，与胃有食积之正阳阳明，虽俱属实证，然有不同。白虎汤证属燥热，以口渴引饮、脉滑数为特点，承气汤证则以宿食、腹痛拒压为特点，是其别也。拟：

石膏 30g、知母 10g、甘草 10g、生地 15g、粳米 30g。3 剂。

居月余，因新冠发热相询，知孩未衄。

〇九

大承气汤类方案

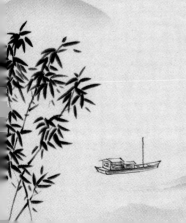

大承气汤浅说

大承气汤由大黄 10～30g、枳实 15～30g、芒硝 10～15g、厚朴 15～30g 组成，先煎枳实、厚朴 20min，再放大黄煎 10min，约 400ml，加芒硝溶化，服 200ml。用治燥屎者，得下，余勿服。

此胃肠燥热、燥屎、宿食之重下方。临床使用以脐腹胀满，疼痛拒压，潮热，汗出，谵语，烦躁，不大便，或大便燥结，舌苔黄燥，脉象沉迟，或滑数有力为标的。

如何使用？

第一、应以数日不便，绕脐痛为靶眼。

第二、潮热。即申酉戌时（午后 3～9 点）高热。

第三、汗出。阳明病成因之一系发汗过多，已成阳明，里热炽盛，复蒸逼津液外渗。其汗液质黏臭秽，连绵不断。津伤甚者，仅手足溅然汗出，为腑实证主症之一，昭示燥屎已结，宜急速攻下，以救阴液。

第四、谵语。"胃络上通于心"，故有谵语，烦躁神昏，角弓反张，扬手掷足，口噤龂齿等心神不宁之症。

第五、舌、脉。大论未言舌苔，临床观察，舌质红、绛，干燥如错，中有断裂，舌苔黄厚而干，或焦黑有芒刺。同时可见唇燥齿垢，口气腐秽袭人，脉象沉滑、沉迟有力者。

第六、腹诊。大承气汤证之腹诊甚为重要，从直肠、乙状结肠开始，沿降结肠、横结肠顺序触诊，可见脐周充实胀满，腹壁坚硬，按之烙手，疼痛拒按，心下、脐下多不拒压。燥屎形成者，指下磊磊，历历可数。此时急需攻下。若下后仍腹痛拒压，燥屎未尽也，可复下之。

单凭疼痛拒压，便视为可下尚欠妥当。若痛位不仅手不可按，连衣被亦不可触，疼痛异常者；或满腹拒压，却无重点（如大建中汤证之上下痛而不可触近），或身体瘦弱，腹皮薄，长时间腹部拘急疼痛，按之硬如木板者，皆非肠胃积热、燥屎所致，为攻下之所忌。若心下，或少腹拒压，须与小陷胸汤证、大柴胡汤证、桃仁承气汤证、大黄牡丹皮汤证鉴别。

失　眠

2007 年 3 月 21 日，余从琼返晋，广州中转。有张某者，年 33，山西五寨县人，在穗工作，其姐夫与余有旧，闻讯候于白云机场。云失眠半年矣，岁前其岳父患脑瘤，双目失明，弥留枕席。翁烦躁辗转，呻吟呼喊，不绝于耳，奉侍月余致失眠，严重时彻夜不寐，服镇静药时效时不效。望其面色暗红，额光闪煜，舌尖红，苔薄黄。询知纳佳易饥，大便干燥，状如羊粪，两三日一解。口干舌燥，思饮欲冷。头额、前胸多汗，夜间浑身焦热，心如焚炙，神若无主，目不交睫。切其脉，沉滑略数。诊其腹，腹壁厚实，无压痛。

失眠一症，以思虑、繁劳太过，心脾两虚，血不养心，及肝胆火盛，心肾不交者为多。本案所示，皆阳明燥热，胃家实之证。阳明病何以不寐？《灵枢·口问》云：

"阳气尽，阴气盛则目瞑，阴气尽而阳气盛则寤矣。"《素问·逆调论》云："阳明者，胃脉也，胃者，六腑之海，其气亦下行，阳明逆不得从其道，故不得卧也。"考阳明病之成，大论181条云："太阳病，若发汗，若下，若利小便，此亡津液，胃中干燥，因转属阳明。"本案既未汗下，亦未利小便，何以成阳明病？姑妄猜度，白昼打工辛苦，夜尽半子之劳，忧虑烦集，身心交瘁，津液亡耗，同样可致胃中干燥，非尽自太阳病也。治当清热通腑，救驾君主。攻下之方，三承气汤择选谁何？以腹不胀不痛，不宜小承气汤，证虽燥热，然不盛不急，亦不宜大承气汤，如是则调胃承气汤为囊中之锥矣。拟：

大黄10g、芒硝10g、甘草10g。1剂。

时隔旬日，彼来电称谢，云当晚便酣枕黄粱。

崩　漏

《素问》云，女子二七天癸至，任脉通，太冲脉盛，月事以时下。然有石妞，年方二六，去岁仲秋即月事潮汛，量不多，行经5～6天。今春2月量甚多，行经10日、3月持续16日、4月荏苒18日。5月某西医令服宫血宁、地屈孕酮，2日后血止，停则复至。遂改求中医。

石妞一脸稚气，略带羞涩，额颊青春痘甚密，舌质红，苔薄白腻。询知血鲜红，有血块，经期少腹微不适，腰脊酸困。诊得脉象弦略数，腹无压痛。

先贤有少年治肾、中年治脾、晚年治肝之说，衄腰脊酸软，有肾虚之候，遂拟张寿甫安冲汤补肾固摄：

生地15g、白芍15g、川断15g、白术10g、黄芪15g、龙骨15g、牡蛎15g、海螵蛸15g、茜草10g。3剂。

二诊：药后血益多，知效颦学步有误。细询之，母言纳化甚好，素喜辛辣厚味，口干思冷，小溲黄赤，大便干燥，二日一行，额头多汗。乳房、外阴均有改变，腋、阴业已长毛。

中医有"五迟"之论，而未闻五早之说。11岁行经，西医谓性早熟，虽有违常道，然只要不痛经，出血不多，经期不长，便可等闲视之，不必惊慌，亦不需治疗。如一株树，所结之果并非一日皆熟。然本案已立崩漏之列，不治将恐深。观其额煜痤密，纳亢便秘，口干思冷，舌红脉数，知阳明热盛，非肾虚不摄也。热盛则血乱而妄行，即《素问·离合真邪论》"天暑地热，则经水沸溢"也。治当清泻阳明，热清血自宁矣。拟：

大黄10g、芒硝10g、甘草10g。2剂。嘱少吃肥甘，曲突徙薪。

三诊：药尽崩止。仍易饥思冷，舌质红，苔薄白微腻，脉象沉滑略数。阳明热象仍著，清热之治宜续。

大黄10g、黄连6g、黄芩10g。3剂，用200ml沸水浸泡10min，分2次服。

四诊：6月份行经8日，7月份6日，8月份仅3日。近额痤复萌，胃纳亢盛。视其舌，尖红赤，苔薄白，诊其脉，沉滑数。胃热仍盛，调胃承气汤继续。

大黄10g、芒硝10g、甘草10g。3剂。

皮 肤 过 敏

邓某外孙女，1.3 岁。出生未满月，上肢即显湿疹，之后渐蔓延全身，耳廓后糜烂渗溢。乳不足加服奶粉，或其母食鸡蛋、海鲜后喂奶，当日便身起疙瘩，昼夜哭闹。过敏反应试验：蛋白过敏。改用新西兰一段（10月至今改服二段）深度水解奶粉则无过敏反应。并发现，香蕉、桃子、西红柿皆过敏。

余将过敏反应称狼狈为奸，过敏原比作狼，体内无狈，则难以作奸。故狼可无视，狈当剿之。伏表者汗之，藏里者下之，肾虚者强肾以囚之，为余治过敏反应之法也。今双手食指气关纹较深，色紫赤，大便黑绿，知狈在胃家。拟：

大黄 3g、甘草 5g、芒硝 5g、五灵脂 5g。2 剂。

药后泄泻三四次黏便，令服之前普通奶粉，未见昔日之反应，知狈遁矣。

脘 痛

宋某，男，39 岁。去岁仲夏一日，腹痛剧烈、高热住院，因化验指标不支持，24 小时后急性胰腺炎始得确诊。

出院后脘腹经常疼痛，昨朋友聚会饮酒，当晚疼痛发作，于 2021 年 6 月 1 日来诊。

宋形体壮实，面黯若垢，舌淡红，苔黄腻。询知心下胀满疼痛，素日胃口佳，大便日一行。今茶饭不思，嗳逆频，不恶心，两日未便。诊得脉象沉弦，心下硬满拒压。

胃者，仓廪之官、水谷之海，以降为和，以通为用，主腐熟水谷。饮食不节，积宿胃脘，致气机壅滞而痛胀由生。西医之急性胰腺炎，属胃家病范畴，多由暴饮暴食诱发。宋朋友广，应酬多，胰腺炎好后忘了疼，美酒肥羊，隔三差五，全然不顾仓廪之苦。目下食滞、湿热俱有之。湿热蕴结，心下胀满者，余惯用小陷胸汤取效，小陷胸汤腹证系按压疼痛，不按不觉痛也。今不按亦痛，则小陷胸汤难以胜任，宜当攻下通腑，消积导滞。以无热，不燥，不选大承气、调胃承气而选小承气汤，复因脉弦合四逆散。

大黄 10g、厚朴 15g、枳实 15g、柴胡 15g、白芍 30g、甘草 10g。2 剂。

一剂便幽通痛失。

发　热

杨某，男，37 岁。间隙发热十余年，初一年一热，后渐至一月一病，八月份竟热两次。热时体温 39.5～40.5℃，持续十许日方退。始住院，传染病如伤寒、布鲁氏菌病、肝炎、结核病检验皆呈阴性。CT肺，全消化道造影亦无异常发现。用抗生素、激素热不退，遂作出不明原因发热之诊断。询知发热期少食，三至七日可愈。病前有右髀膝疼痛、憋胀、发冷，失眠，两三日不大便之先兆。今热退七日，由其友陪诊，刻下无不适，唯求发热不再。望其形体虽瘦，二目炯炯有神，舌质红，苔腻微黄。诊其脉沉滑有力，腹平坦，无压痛。

十余年反复发热，可谓顽疾矣。今日侦之，甭说腹痛拒压、谵语、汗出、不便、便硬，即使蛛丝马迹亦搜觅无多，颇觉彷徨。三复思之，热前二三日不便，阳明谷道不通，腑气壅塞，昭示邪在水谷之海；多食病期长，节食可速愈，亦佐证源于胃腑；右髀膝胀痛，《经方实验录》"右髀有筋牵掣，右膝外旁痛"系大承气汤之外症；加之脉滑有力，舌苔黄腻，遂断为胃家宿食发热。遂遣大承气汤下海搅龙，以荡其滞。拟：

大黄10g、厚朴10g、枳实10g、芒硝10g。1剂。

二诊：药后下黑秽便甚多，脉舌如前，为尽其邪，复原方1剂。

一年后相询，知未再热。

自　汗

崔某，男，29岁。自汗四年余，头额尤甚，如雨如泉，四季不变，寒冬零下20℃亦然。2022年7月31日来诊。

崔形壮躯丰，额光煜煜，舌尖红赤，苔黄白厚腻。询知供职单位勤于应酬，美酒肥羊，天天尽享。口苦思冷，腹胀不痛，大便干燥，手足心热，心烦善怒。诊得脉象沉滑，腹无压痛。

大论谓阳明外证，身热汗自出，不恶寒，反恶热。本案经年膏脂厚味，享了口福，祸了胃肠。致湿热蕴结，沤久必盛。额为阳明之域，故蒸汗于此。其口苦，思冷，心烦，腹胀，便秘等阳明里证亦结伴而至。刻下炎炎之势方兴未艾，舍釜底抽薪，难遏燎原之焰。遵《素问·生气通天论》"阳气当隔，隔者当泻"，大论253条"阳明病发热汗多者，急下之"之治，拟：

大黄15g、芒硝10g、枳实10g、厚朴10g。5剂。

嘱清淡饮食。

二诊：大承气汤若"手中电击倚天剑，直斩长鲸海水开"，药后挥汗如雨顿失。舌苔厚腻，脉象沉滑，显示漫漫湿邪，浸著体内，经年累月，如油入面。治宜燥渗联袂，双管齐下。拟《内经》汗出如浴之酒风方——泽泻饮。

泽泻30g、苍术30g、鹿衔草30g。5剂。

目　盲

郭某，女，64岁，2005年元月22日初诊。1999年因小便反复淋痛就诊，空腹血糖15.3mmol/L，始知患糖尿病。2002 年秋，视力突然下降，经查左眼：0.6，右眼：手动 / 眼前。门诊治疗两月余，左眼：0.6，右眼：0.5。2003 年 3 月 13 日，右眼失明，左眼 0.6，省眼科医院眼底血管造影：右眼玻璃体积血，眼底模糊不清；左眼底散在出血、渗出，有少量微动脉瘤，下方玻璃体积血，后期黄斑区有轻微渗漏。眼压：左 18mmHg，右 22mmHg。据此作出弃右眼保左眼决定，违则左眼亦盲。先行激光手术，十日一次，四次无毫效。遂于 10 月 27 日行玻璃体切割术，术后视力 0.4。三月后亦盲，多方求治无效。2004 年 11 月 17 日原医院就诊，超声提示：双眼玻璃体浑浊，左眼视网膜下病变（出血）。印象：糖尿病性视网膜病变（Ⅵ期）。告嘱家属复明无望。子至孝，不忍其母乌天黑地，永居瞑暗，延请诊治。余非眼科医生，岂敢亮剑。虽知五轮八廓，然无疗目经验，且医不治之症，犹骑自行车登月球，固是异想天开，万万不可能之事。奈彼恳之再三，不诺不走，至孝所感，勉而行之，姑作安慰之治。

患者远非糖尿病失明，1982 年行胆结石切除术，1997 年患双眼闭角型青光眼。之后陆续患有萎缩性胃炎、溃疡性结肠炎、高血压、高脂血症、高血黏度等病症。现每日注射胰岛素 26IU，口服尼群地平 30mg，及降脂、健胃等药。刻下面黄少华，双眉锁愁，目睛无障无翳，两颧血管暗红，舌淡红、苔黄腻。询知饮食严遵糖尿病食谱，心下有冷感，腹中气上冲逆，嗳逆频频。口干、口苦、思饮。尿频，夜尤甚。大便三五日一行，已 20 余年，干秘不畅，常服酚酞片、番泻叶以通，量小无济于事，12 片酚酞片方可一便。四末不温。饥则出现心悸、汗出、神疲不支等低血糖症状。午后下肢水肿，压之凹陷。耳聋，需高声交流。诊其脉，沉弦细。触其腹，腹壁薄，脐右拒压，左少腹急结。化验室报告：血糖空腹 5.7mmol/L，餐后 2 小时 11.5mmol/L，血清甘油三酯 2.34mmol/L，血清胆固醇 6.96mmol/L，肝功能、甲状腺功能皆正常，心电图：ST 段下移，血压 130/82mmHg。

脉症观之，林林总总，如在江海，莫窥其际。驻足沉思，反复梳理，应属肝气郁结，气滞血瘀，肝脾不和，上热下寒，心、脾、肾俱虚之证。《医宗金鉴·眼科心法要诀》云："天有日月阴阳精，人有二目脏腑精，众精之窠为之眼。"言五脏六腑之精灌注二目方可能视，而精血不足，或经络痹阻，皆可致精不上注而失明。本案二者皆有，故疏肝理气，逐瘀通经，补气益血为其治疗大法。盖气血同源，共荣同辱，郁则互碍，彼伤此损。唐容川深得治血之道，《血证论》云"载气者血也，而运血者气也""瘀血未除而补之，是助贼为殃"，又云"不补血而去瘀，瘀又安能尽去哉？"由是观之，行气化瘀并驾齐驱应先，补益气血日后相继。列阵选方，疏肝行气兼不足者，小柴胡汤为佳，活血化瘀需通腑者，非桃仁承气汤莫属。如此整体局部共调，使肝受血，即便不效，谅也无碍。拟：

柴胡 12g、黄芩 10g、半夏 15g、人参 10g、甘草 6g、桃仁 15g、桂枝 10g、大黄 10g、芒硝 6g、生姜 10 片、红枣 12 枚。3 剂。

二诊：药后日泻四五次，身体不疲不倦，足证用药无误。

守方续进，每日 1 剂。

三诊：上方已服 24 剂。2 月 26 日，左眼居然看见沙发外套呈红色。体不倦，寐好转，心下冷感减，手足转温，嗳逆亦轻，午后仍水肿。血糖空腹 5.7mmol/L，餐后两小时 9.2mmol/L，舌苔白腻，脉沉弦细，脐右压痛、左少腹急结皆轻。诸症得减，佳象环生，以其久病络痹，加虫药搜逐之：

上方去芒硝，加水蛭 10g、车前子 15g。

四诊（3 月 29 日）：继服 30 剂，视力虽模糊，然渐有新异，可识人、识路，行走不需探摸，眼前时有黑点闪动，视力饭后不及饭前。听觉亦有改善，夜寐时差，腹中冲逆已止，下肢水肿减。舌淡红，苔白微腻。脉仍弦细，脐右仍拒压，左少腹急结消失。血糖空腹 4.1mmol/L，餐后两小时 8.6mmol/L。

脉症分析：攻下两月之久，体不倦反沛者，一者有故无殒，二者人参、甘草、红枣扶正故也。餐后视力差者，乃血聚于胃肠而目失养也。今瘀已化大半，遵衰其半而止之教，改补益气阴、理气活血法以进。刘绍武老师调心汤疏肝行瘀，益阴生精，正相宜也：

柴胡 12g、黄芩 10g、紫苏子 30g、党参 10g、甘草 6g、百合 30g、乌药 10g、麦冬 15g、五味子 10g、牡蛎 30g、瓜蒌 30g、丹参 30g、郁金 15g、川椒 10g、红枣 10 枚，每日一剂。

胰岛素减为 18IU/d。

五诊：服药 30 余剂，视力左眼：0.6，右眼：0.2，血清甘油三酯、血清胆固醇、空腹血糖均在正常范围，餐后血糖 8.8mmol/L，血压 126/74mmHg，临床诸症皆减。

2006 年 4 月余从琼返忻，彼壁钟指针，一目了然。嘱守方间断服用，停用胰岛素。曾作俚诗记之：

　　　　糖尿病顽致瞽盲，

　　　　昼黑夜暝心瘁伤。

　　　　我虽不敏孝心感，

　　　　云散见天赖圣方。

 后记

患者 2021 年无疾而终，享年八十。

狂　　证

闫某，男，36 岁。自幼重情谊，讲义气。因好友意外死亡，悲伤太过，致气机逆乱，气滞血瘀，郁而化火，炼津成痰。痰为乱世之贼，瘀乃祸害之寇，痰瘀相合，狼狈为患，蒙障神明，蹂躏净土，后竟丧心病狂，杀死妻女。太原市公安逮捕后，查属精神病，予以释放。乡人愚昧，不信医而求巫，几经折磨，致痰瘀益盛，狂妄愈剧。毁物骂詈，通宵达旦，昼夜由家人守护。不得已，方请诊治。

《难经》云"重阳者狂"。狂者体胖腰圆，大腹便便，双目赤丝贯睛，眼神半清半浊，猬毛环口，面垢如煤，舌边尖红赤，隐有青色，苔黄厚腻。语言半醉半醒，声音洪亮似钟。俟其静时，好言劝慰，诺以食糕，方许诊治。谓称头闷脑涨，心悸怵惕，恶心胸闷，吐痰甚多，小便不畅，胃纳甚亢。切得脉象沉滑有力。腹诊，左少腹急结。脉症俱实，当逐瘀攻痰，以清君侧、佑神明。拟桃仁承气汤合礞石滚痰丸：

桃仁 15g、大黄 15g、芒硝 10g、桂枝 6g、甘草 6g。

煎汤送服礞石滚痰丸 9g，一日二次。

二诊：其父叙称，药后解脓秽盆许，狂妄顿减。药已中的，守方 5 剂。

三诊：狂妄止，日可寐三四小时，少腹压痛消失，舌苔黄腻，脉仍沉滑。痰瘀已去大半，君主渐明，改温胆汤加味以化痰开窍：

陈皮 15g、半夏 15g、茯苓 15g、枳实 10g、甘草 6g、黄连 6g、竹茹 10g、石菖蒲 15g、龙牡各 30g。3 剂。

四诊：一昼夜酣睡十时以上，此补偿先前不寐之亏空也。头脑昏沉随之减轻，心悸亦止，小便畅利。舌苔白腻，脉仍沉滑。原方 5 剂。

五诊：治疗月余，神志恢复正常，已能从事木工作业。与其讲述往为，不之信也。

⌒ 后记

患者愈后，复娶妻生子，可叹天不作美，一日，家人疏忽，孩子掉锅中烫死，致狂病复发，时轻时重，轻时尚能作工。某日又痰蒙心窍，杀死拒付工钱之东家母女，复被太原市公安局拘捕。由是观之，狂病者须诸事遂心，谨防情志不快而旧病引发。

一〇

乌梅丸类方案

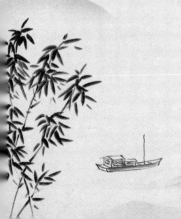

乌梅丸浅说

乌梅丸由乌梅30g、党参10g、当归10g、黄连10g、黄柏10g、细辛10g、附子10g、桂枝10g、川椒10g、干姜15g组成，研末，蜜丸。

《伤寒论》厥阴病纲领证为消渴，气上撞心，心中疼热，饥而不欲食，食则吐蛔，下之利不止。如此病症，实难相逢。20世纪70年代，见蛔厥病，腹痛剧烈，无消渴而有四末厥冷。六病中唯厥阴篇余读不懂，难以理解，临床五十余载，从未见"六日厥阴受之……十二日厥阴病衰"者。篇中之"伤寒脉微而厥，至七八日肤冷，其人躁无暂安时者，此为脏厥"，历代注家多认为厥阴为三阴之尽，余以为系少阴重病，而非厥阴病，六病中岂有重过少阴者？为四逆辈急救之证也。

乌梅丸临床运用，抓住肝旺中虚，寒热错杂即可投用，任应秋归纳其治有三，呕吐、下利、四肢厥冷。若单纯针对蛔虫，则难有用武之地矣。

皮 肤 瘙 痒

聂某，男，65岁。皮肤瘙痒久矣，临睡解衣时尤显，近半月益甚，夜不能寐，于 2021 年 9 月 18 日来诊。

腹、背、股丘疹密布，色暗红，皮肤干燥，血痕缕缕，舌淡尖赤，苔黄白厚腻。询知纳谷不馨，常腹中气上冲逆，口苦，口渴，大便鸭溏，日一行，小便清频，手足不温。曾服祛风利湿方似效非效。诊得脉象沉弦细，腹无压痛。

观其脉症，此肝火横逆，脾阳虚弱，寒、湿、热蕴结，留滞肌肤也。治当敛肝健中，清上温下。乌梅丸可抑肝补虚，调理寒热，通达表里。若内外和谐，腠理致密，肌肤自无疾也。拟：

乌梅 30g、党参 15g、当归 15g、黄连 10g、黄柏 10g、桂枝 15g、附子 15g、干姜 10g、川椒 10g、细辛 10g。5 剂。

二诊：肤痒大减，可以安卧，血痂向愈。余症皆有好转，守方 7 剂。

按：乌梅丸，章楠《医门棒喝》谓"平厥阴之邪，扶脾胃之阳""为厥阴正治之主方也，木邪肆横，中土必困，故以辛热甘温助脾胃之阳，而重用酸以平肝，佐苦寒泻火，因肝木中有相火故也"。故用于肝木克土而见寒热相杂证者，若谓蛔厥专方，乌梅丸则凤凰在笯矣。

本方与半夏、生姜、甘草泻心汤，干姜黄芩黄连人参汤，皆为寒热错杂证之治方，不同者，泻心汤证为中虚胃气上逆，或水饮内停，以心下痞、或吐或泻为主症；干姜黄芩黄连人参汤证为中虚而寒热相格，以食入即吐为特点。绝无肝木乘土之象，及消渴，气上冲逆，肢冷，脉弦之症。

不 寐

郝某，女，58岁。苦失眠七年余，昼夜仅睡一两小时。夜更苦长，百无聊赖，经年累月如此，致整日萎靡懈怠，失魂落魄。曾多处就医，获效甚微。

2021年8月20日来诊，不寐之外，复有饮食不思，大便稀溏，畏寒肢冷，心烦易怒，二目干涩，心悸易惊，口干口苦等症。望其面色晦黄，舌尖红赤，苔白厚腻。切得脉弦细滑，诊腹无压痛。诊询间获知其夫中风瘫痪，卧床七年，日复一日奉侍，直至离世。其间身心交瘁，以致辗转床褥，竟夕不寐。检阅曾服之方，有养血归脾汤、柏子养心汤、朱砂安神汤、黄连阿胶汤等。

脉症相参，此肝火扰心不寐也。劳心劳力，木郁化火，扰心克脾，沉绵七年，诸症蜂起。虽有虚劳症象，刻下舌红、心烦、肢冷、便溏，显系肝火亢盛，神不安宅，脾阳虚弱，上热下寒，故上述诸方未能凯旋。乌梅丸上清肝热，下温脾阳，本案正宜。拟：

乌梅30g、党参15g、当归10g、黄连10g、黄柏10g、桂枝15g、附子15g、龙牡各30g。7剂。

二诊：睡寐无改善，口苦减，口干思饮，上方黄连、黄柏均减为6g，加百合30g。7剂。

三诊：寐略好转，口干止，舌苔厚腻。原方去百合，加茯苓15g。7剂。

四诊：睡眠渐次好转，大便鸭溏，便前里急，此肝旺脾虚也。上方加白芍15g、白术15g。7剂。

可寐5~6小时，中途偶醒尚能入睡，停药追踪一年，疗效巩固。

头　痛

苗某，女，47岁。2019年2月19日，白昼劳累过度，夜晚头痛如裂，呕吐甚剧，住市某院。CT：左枕叶、左侧小脑新鲜脑梗死；颅内压300mmHg（正常80~180mmHg）；脑脊液检验：红细胞（++++）、潘氏试验阳性；血压120/80mmHg，诊断为蛛网膜下腔出血、脑梗死，经甘露醇等治疗，脑脊液常规正常、头痛减缓出院。后赴京某院就诊，复增颈肌筋膜炎诊断，服洛索洛芬钠片、马来酸咪达唑仑片、文拉法辛缓释胶囊、天麻素片，痛仍不止，稍劳尤甚。

苗面白少华，鼻翼丘疹红赤，目眦长眼丹，舌淡红，苔薄白。询知额颞涨痛，不可摇动。纳尚可，口苦，欲冷，腹胀，食水果胀益甚，矢气多，大便不利。面烘热，膝胫、双足发冷。易心慌，常失眠。月经周期准，经前乳房胀痛，经至小腹疼痛，血块大且多，块下痛可减。诊得脉沉弦细，左少腹急结。

审症评脉，此肝气郁结，瘀血为患也。刻下月经将行，宜疏肝下瘀法治之，拟四逆散合桃核承气汤：

柴胡15g、枳实15g、赤芍15g、桃仁15g、大黄6g、桂枝 10g、甘草 6g。7 剂。

二诊：头痛不减，纳少许即饱，腹胀，口苦，大便先干后溏。此届经期瘀块多，疼痛减。舌淡红，苔白厚腻。脉沉弦细，少腹急结消失。脉症观之，瘀血下仍头痛者，非瘀也，当属中气虚弱，胃浊上逆也。遵《素问·通评虚实论》"头痛耳鸣，九窍不利，肠胃之所生"之旨，拟半夏泻心汤加味治之：

半夏 30g、黄连 6g、干姜 15g、党参 15g、炙甘草 10g、川芎 15g、生姜 10 片、红枣 10 枚。7 剂。

头痛减轻，时仍发作，终未痊愈。劳累、生气、天冷、天热皆会诱发、加剧。因脾胃症状改善，之后痛甚时服几剂求减，一般尚可工作。2021 年夏初，注射新冠疫苗，当日头痛难忍，布洛芬难止其痛。后经他医诊治，痛终未止。"何时平胡虏"，已是其梦想、奢望。9 月 30 日痛复甚，活动、言语皆痛。复来求诊，余江郎才尽，无计可施。观其痛苦状，复生"廖化充先锋"之心，询知头痛烦劳则甚，静息可缓。胃纳可，口苦，心下灼热，思冷，然食之不适，大便不利，先干后溏。饥则全身不适，得食可减。晨面浮肿，白昼渐消。面仍烘热，鼻头长丘疹，睑腌眼丹反复。手足发冷，至晓不温。胸满闷，月经前十余日乳房即胀痛。舌淡红，苔薄白腻。

评脉论证，结合前车之鉴，知系肝旺脾虚、上热下寒之乌梅丸证。先贤谓六经为人身固有，厥阴也非伤寒独病，内伤杂病皆可涉及厥阴而有乌梅丸证，此说是也。乌梅丸平肝健脾，温下清上，与本案正相宜。拟：

乌梅 30g、黄连 10g、黄柏 10g、人参 10g、当归 10g、川椒 10g、细辛 10g、附子 10g、桂枝 15g、干姜 15g、川

芎 30g。3 剂。

苦海茫茫，乌梅汤竟为摆渡彼岸之舟，药后疼痛止，二年中从未如此舒服。此届行经，乳房也未胀痛，仅小腹微有不适。胃口好，大便畅利，此肝郁得解故也。膝盖、手足仍冷，此阳气尚未全复，守方加桂枝至 30g、附子至 15g。7 剂。

之后服乌梅丸巩固之。

痛　经

叶某，34 岁。13 岁行经，20 岁大学期间行经腹痛，月渐有增。医院 B 超检查：子宫腺肌病。十余年中西医治疗，疼痛不减，去年 B 超报告腺肌病合并腺肌瘤。于 2020 年 12 月 18 日来诊。

望其面白颊赤，舌淡尖边红，苔薄白。询知周期准，经前一周左右少腹微痛不适，乳房胀痛，心烦不寐，经至乳房痛止，腹痛加剧，量多，色鲜，有瘀块。其间纳呆，恶心，泄泻，肛门坠胀。两日后渐缓，经毕自止，末次月经 11 月 30 日至 12 月 5 日。素畏寒，小腹、膝、足发凉，胃纳可，大便日一行。口干口苦，思饮思冷，头面发热、多汗。诊得脉象沉弦细，脐左拒压，左少腹急结。

观其脉症，此肝旺脾虚，胞宫宿瘀之证也。先拟大柴胡汤合桂枝茯苓丸治之，瘀尽后再调肝脾。

柴胡 15g、半夏 15g、枳实 15g、白芍 30g、大黄 6g、桂枝 15g、茯苓 15g、桃仁 15g、生姜 10 片、红枣 10 枚。5 剂。

二诊：近乳房胀痛，预计月经将至，脐左拒压，左少腹急结，脉沉弦细。守方加五灵脂15g、三七粉3g（经至冲服）。5剂。

三诊：12月27日至元月2日行经，疼痛不减，量减少，仍泄泻，肛门坠胀。舌尖红赤，脉沉弦细。

行气活血，疼痛不减。审症察脉，肝郁脾虚依然存在，结合口干口苦，思饮思冷，面热头汗，素日畏寒，膝足发冷诸症观之，属乌梅丸证也。乌梅丸平肝健脾，调和寒热，若阴阳顺接，疼痛当解。

乌梅30g、党参10g、当归15g、黄连6g、黄柏10g、细辛10g、川椒10g、干姜15g、桂枝15g、附子30g。5剂。

四诊：此次行经，腹痛明显减轻，也未呕泻。嘱其下届经前、经期守方服用。连用三月，痛经轻微，第四月应潮而不汛，试纸检测，妊也。

心　悸

马某，女，55岁。心悸，气短，眩晕20余日，某医院心内科就诊，心电图T波改变，印象：冠状动脉供血不足，经治月余不效，改求中医。

望其面颊发红，舌淡红、尖赤，苔白腻。询知活动、语多，心悸气短明显加重，生气亦然。脐下有气上冲至咽，冲则恶心、眩晕、目胀。心烦易怒，喜叹息。素神疲乏力，畏寒足冷，腰背、肩颈疼痛，手强麻木。胃纳好，口苦，口渴思饮，饭菜凉则胃不适。大便溏，日一行。诊得脉象沉弦细，触知脐上筑筑悸动。

察色按脉，此肝气郁结，气血两虚，上热下寒之证也。夫寒热夹杂者，多见于脾胃虚弱，中焦痞塞，轴转不灵，致天气不降，地气不升，上者热、下者寒，其主证为心下痞，其病机系水热相结。本案有消渴、口苦、气上冲逆、肢冷、脉弦细等厥阴病症，显非水热痞结，乃肝旺脾虚使然，故非泻心汤所宜。拟乌梅丸改汤，加龙牡治之，以非蛔，甘草亦加之。

乌梅30g、党参15g、当归15g、黄连6g、黄柏10g、川椒10g、干姜10g、附子15g、桂枝15g、甘草10g、龙牡各30g。5剂。

二诊：肝脾和，寒热调，心悸、短气、眩晕基本消失，腹中冲逆不再。唯夙疾肩项腰背疼痛如前，此风寒湿羁伏太阳也。先贤祝味菊谓，病邪不论新旧，皆宜温散。效法屡屡获胜，今再投之。

葛根60g、麻黄10g、桂枝10g、赤芍10g、炙甘草6g、苍术15g、茯苓15g、白芷10g、生姜5片、红枣5枚。5剂。

奔 豚

田某，女，50岁。2022年7月26日初诊，云自32岁初产后，有气从足底经膝、股、腹，上冲至咽，随即心悸，惊恐，咳嗽气逆，手足逆冷。日发数十次，每次十分钟左右，多因受冷、饥饿、惊恐而起，迄今已18年矣。近因心慌、不食、消瘦在某医院就诊，诊断为糖尿病、胆结石。服二甲双胍、格列美脲片后，血糖降至4.9mmol/L而血压升高至146/100mmHg（血压素正常），改换为阿卡波糖片，加服苯磺酸左氨氯地平片，住院半月，血糖、血压稳定，余症状不减，遂出院来诊。所持住院期部分检查报告单：心电图正常，CT肺无异常，血脂、血糖均高。今血压126/82mmHg，空腹血糖8.5mmol/L，糖化血红蛋白7.5%（日服苯磺酸左氨氯地平片2.5mg、阿卡波糖片150mg）。

望其面色萎黄，舌淡胖微青，苔薄白。询知素畏寒，常嚼生姜，睡电褥求暖。纳谷呆滞，饥则头晕倦怠，汗出不止，得食可缓，血糖低于7.5mmol/L即有此症发生。脐腹冷胀，大便日一行，着凉即泄泻。呼吸气冷，痰清冷不爽。头汗多，面颊热，口苦，口干思饮，思冷而不敢。心烦易惊，夜难入寐。诊得脉象弦细，当脐动悸，腹无压痛。

脉症观之，此肝旺气逆，脾土受克，寒热不调、热轻寒重之证也。考奔豚一症，仲圣谓"从少腹起，上冲咽喉，发作欲死，复还止，皆从惊恐得之"。本案始从足底起，至腹，续上冲，亦状似豚奔，姑按奔豚疗之。仲圣治方有二，热证奔豚汤，寒证桂枝加桂汤。本案寒热错杂，二方皆非所宜。

乌梅30g、党参15g、当归10g、黄连6g、黄柏10g、川椒10g、细辛10g、附子15g、干姜10g、桂枝15g。5剂。

二诊：药后矢气甚多，腹冷大减，冲逆减至日发五六次，心悸、咳嗽微作。胃纳增，睡寐香，自减降糖药 1/2 量，血糖 7mmol/L，未见低血糖症状发生。舌胖淡，脉沉弦细。守方加龙牡各 30g。7 剂。

三诊：冲逆日作一二次，诸症益轻，足冷转热，口仍苦，舌质淡，苔薄白，脉沉弦细。

守方 7 剂。

一一

其他类方案

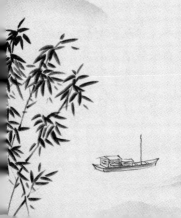

口舌糜烂

苗某，男，42岁。2009年6月19日初诊。37岁时病心梗，北京某院为其冠状动脉置放支架，并嘱长期服用依那普利、辛伐他汀、华法林等。半年后出现阳痿，且日渐加重。某医不察病之所因，认定阳痿即阳虚，参茸桂附，巴戟仙茅，连连投之，益痿。彼不察药证不符而改弦更张，反认为病久药轻，益增其量，续进三十余剂不见毫效，反踵生诸多症状。口腔溃疡，彼伏此起，吃饭每每咬伤黏膜，咬破处即成溃疡，甚为痛楚。下唇糜烂，淡黄色水液不时渗溢，或结黄痂。头额多汗，寐后浸湿枕巾。询知纳化甚亢，常饿焰中烧，口干苦，思冷饮，大便日一二行。浑身焦热，五内俱焚，神疲乏力，四肢懒动，腰不酸，耳不鸣。望其大腹便便，腰粗体肥，舌淡红，苔薄黄。诊得脉沉滑略数，触知腹隆满、无压痛。

城门失火，殃及池鱼。疗阳痿无功，反致上焦火热、邪结胃家。何以见之？口舌生疮，消谷善饥，口苦思冷，头额多汗，舌苔黄、脉滑数皆明证也。治当苦寒清泄，大黄黄连汤是也。或问热邪在胃，何不投白虎、承气？曰：不用白虎者，以其湿热而非燥热也；弃承气者，仅有邪热而未具燥屎也。

大黄10g、黄芩10g、黄连10g、甘草10g、茯苓15g。

连服7剂，口腔溃疡、下唇糜烂等症皆愈。隔月余，患者求治阳痿，余辞不敏，因所服西药有此副作用，而又不能令其停。鱼与熊掌，难两求也。

鼻　衄

张孩，女，13岁。二年来反复鼻衄，盛夏时一两天一衄，量多如注，塞鼻则血从口出，冷敷鼻额有时可止。2023年春，余在海口，其母微信求治，令服小柴胡汤加石膏5剂，药后两月未衄。今又复衄来诊。

询知胃口好，口渴，思饮欲冷，大便干燥。观其面色红润，下目胞黯红，头汗多，剂颈而还。舌尖红，苔白微腻。切得脉象沉滑，诊腹无压痛。曾化验血小板正常。

鼻衄两载，胃火无疑，何以见得？"阳明病，法多汗"，"但头汗出，身无汗，剂颈而还"，系仲圣对胃家实，阳热郁蒸、上亢之真实写照。且夏日衄甚、口渴思冷、大便干燥，皆阳明热盛之候。治当清泻阳明，今热虽方兴未艾，然尚未如火如荼，更无燥屎形成，故不用承气汤牛刀杀鸡，拟大黄黄连泻心汤治之。

大黄6g、黄连6g、黄芩10g。3剂。200ml沸水浸10min，分两次服，一日一剂。

二诊（8月7日）：十余日未衄，口干思饮、喜冷，舌尖红，苔薄白，脉沉细略数。

阳明之热见轻，少阴津亏显露，补不足、泻有余，大法不变。竹叶石膏汤能引玄武之水，可下祝融之威。方中半夏降逆，气降血自宁，嫌其性燥，苏子瓜代。

竹叶 10g、石膏 30g、粳米 30g、麦冬 15g、玄参 15g、甘草 10g、苏子 15g。5 剂。

泄　泻

石某，女，71 岁，某医院退休医生。2020 年 5 月中旬，因食冰箱中水果引发泄泻，黄连素、地衣芽孢杆菌活菌胶囊（即整肠生）不效。肠镜检查：直、结肠未见异常。加双歧杆菌三、四联活菌片败北，后服某中医方（葛根、黄芩、黄连、附子、干姜、肉桂、白术、黄芪、山茱萸、菟丝子、五味子）21 剂，药时泻止，停则复泻。7 月 15 日因腰椎椎管狭窄、腰椎间盘突出伴神经根病，行腰椎后路椎板切除减压、髓核摘除、椎间植骨融合固定术，7 月 21 日复行脊柱内固定调整术，至 11 月份始能下床。其间服用整肠生、蒙脱石散，泄泻时轻时剧。因冠状病毒肆虐，出入受限，11 月 5 日微信求治：云日泻 4～7 次，无脓血，腹痛里急，便后痛减，胃纳呆滞，腹胀肠鸣，矢气甚多，畏寒膝冷，神疲无力。屏幕上舌质淡、苔白厚腻，面显苍白。令其按压脐腹，云脐左拒压。化验单：红细胞 2.54×10^{12}/L、血红蛋白 74g/L、白细胞 6.4×10^9/L，便常规正常。

剖析症状，似阴寒积聚。《灵枢·师传》"胃中寒则腹胀，肠中寒则肠鸣飧泄"，《素问·举痛论》"寒气客于小肠……血气稽留不得行，故宿昔而成积矣"。本案始于中寒，畏寒肢冷，腹胀肠鸣，皆寒象也。腹痛即泻，泻后痛止，脐左拒压，胃家积滞也。积滞不去，泻难休止。然泄泻日久，中气损伤，气血难以化生，加之两次手术，正气大伤。红细胞、血红蛋白俱低下，明显贫血。此刻此身，可否攻下，令余犹豫。复思体虽虚，证属实，不予攻伐，积聚焉能消失，若侵华倭寇，舍驱逐更有他法？且张从正《儒门事亲》有"邪未去而不可言补，补之则适足资寇""下药乃补药也"之说，当遵其说，曹随萧规。且附子温益阳气，用之应正气无伤。拟大黄附子汤合小承气汤：

大黄 10g、附子 15g、细辛 10g、枳实 10g、厚朴 15g、生姜 10 片。每日 1 剂。

药后日泻 7 次，胃纳有增，十剂后日泻 3~4 次，知饥思食，腹胀大减，令按压肚子，云疼痛消失。唯咳嗽或小便时大便失禁，似此有攻下太过之嫌。拟四逆理中汤合赤石脂禹余粮汤温中固下。

附子 15g、干姜 15g、炙甘草 15g、人参 10g、苍术 15g、茯苓 15g、赤石脂 30g、禹余粮 30g。日 1 剂。

药后日便 1~2 次，滑脱偶见，纳谷如病前，精神大好。然 36 剂后，无明显原因复又泄泻，且云便前腹痛，脐左拒压。

仅凭微信，四诊不全，乃致斩草未除根，缘至草还生。除恶务尽，诚可信也。大黄附子汤，需卷土重来。

大黄 10g、附子 15g、细辛 10g、桂枝 15g、炙甘草 10g、白芍 30g、生姜 10 片、红枣 10 枚。

共服 39 剂，大便日行一二，纳化皆佳。余适赴京，随之面诊。彼面色虚浮淡黄，淡苔白腻，行走仍需轮椅。诊得脉沉细缓，腹软无压痛。

积聚荡尽，大黄附子汤功成身退。踵事增华之治则以温中健脾为主，且年迈病久，气血非一时可复，若战后百业待兴，需长期补给营建。遂拟刘绍武老师之复健散（黄芪、人参、五灵脂、神曲、鸡内金、炙甘草、川椒、川楝子、郁金、陈皮，研细，早午晚各5g），以健中州，生气血。

居两月，微信告余，除腰腿疼痛，行走不便外，余无不适。

肠　痛

武某，女，37岁。持B超报告单（阑尾炎）、血常规化验单（白细胞21.21×10^9/L）来诊，云右少腹疼痛一日，医院诊断为阑尾炎，令速住院手术，否则，化脓穿孔……。闻之，毛骨悚然，求服中药治疗，时2021年6月1日也。

武形腴体胖（80kg），时龂牙咧嘴，皱眉蹙额，面淡黄，舌质淡，尖赤，舌中堆厚腻白苔。询知腹痛阵阵，不发热，纳呆，微恶心，口苦，大便不硬、日一行，小便清白。素神疲嗜睡，肚子凉，矢气多，经行后期。诊得脉象沉滑，右少腹硬满拒压。

素体寒湿，饮食不节，致大肠传导失职，难以化物，糟粕停宿，气血不通，瘀结化热成痈。与大黄牡丹汤证不同者，彼属湿热蕴盛，当有发热汗出，便干溲赤，舌质红，苔黄腻，脉滑数等症。本案肠痈虽有热象，然寒湿较著也。若遵《医宗金鉴·外科心法要诀》"痈疽原是火毒生"以治，投大黄牡丹汤，虽非养痈，实遗患也。然则何以为治？寒宜温，湿宜燥，热宜清，瘀宜下。拟薏苡附子败酱汤加味：

附子 30g、薏苡仁 30g、败酱草 30g、大黄 10g、五灵脂 15g。3 剂。

二诊：附子薏苡败酱汤一剑封喉，痈魔顷刻土崩瓦解。药后腹痛止，唯重压始觉痛也。恶心止，胃纳增，舌苔白腻，脉象沉滑。

守方减大黄、五灵脂，加当归 15g、赤芍 15g。5 剂。

三诊：纳便正常，体复如初，业已上班，腹诊无压痛，舌苔白腻，脉象沉滑。拟附子理中丸善后。

阑尾，人类早期，饮血茹毛时代，有消化粗纤维之用，随着进化，食物精细，盲肠逐渐退化。西医认为可促进人体免疫球蛋白抗体生成，具有调节免疫力、防御疾病之作用；且有分泌消化酶，促进肠蠕动之能。由此观之，阑尾亦长城也，岂可轻易刃之。

肝 痈

高某，60 岁。52 岁时子宫全切，56 岁行胰头切除术。

今年 9 月份高热、呕吐、右胁疼痛，市某院诊断为肝脓肿，治疗半月热退症减，唯脓肿（B 超 4.2cm×3.7cm）不吸收。因一直使用头孢等抗生素，白细胞降至 $2.4×10^9$/L，神疲不支，遂出院求治。

高形瘦骨立，面色萎黄，一脸倦容，舌质淡，齿印深，根苔白厚腻。闻其语音低微。询知畏寒 10 余年，手足、膝盖一直发凉，素体温（35.5 ℃）、血压（90/60mmHg）皆偏低。时发热，自汗出，汗后尤冷。胃纳尚可，知饥思食，口不干苦，大便鸭溏，日二三行，小便清利。倦甚，讲话稍多便少气无力。若骤然着凉，顷刻胸满气紧。睡寐不实，似睡非睡。诊得脉象沉弦细缓，腹软无压痛。

观其脉症，阳气大虚明若观火。其经年累月，日渐而衰也。真阳一衰，群阴蜂起。素日即应温阳益气，未雨绸缪。而今之治，显系临渴穿井、斗而铸锥，所幸纳化尚可，后天有继，犹未太晚。虽说痈肿皆由邪热蕴结，腐脓而成，肝痈亦不例外。然此身此况，若以清热解毒，无异雪上加霜，落井下石，温阳补气应为主力军也。"何时缚住苍龙？"当取决于阳气恢复之疾缓。拟：

附子 30g、薏苡仁 30g、败酱草 30g、黄芪 30g。5 剂。

二诊：附子薏仁败酱汤挥戈一击，病魔即刻低头。患者精神为之一振，面带笑容来诊，云诸症皆有减轻，畏寒依旧，手足不温，脉舌如前。拟：

附子 45g、薏苡仁 45g、败酱草 45g、黄芪 45g、牡蛎 30g。7 剂。

三诊：B 超肝脓肿 1.8cm×1.2cm，发热汗出止，大便成形，日一行，语音有力，睡眠改善，可见扶益真阳，其治不谬。既获战绩，宜一鼓作气，追剿穷寇。

上方减败酱草，加白术 15g、肉桂 10g、炙甘草 15g。

四诊：守方 24 剂，B 超脓肿消失，胃口好，大便日一行，畏寒肢冷明显改善。舌淡，脉沉细。今罗刹已遁，阳气渐复，接下之治，专重扶阳。

附子 60g、干姜 30g、炙甘草 30g、黄芪 60g、白术 15g、茯苓 10g、肉桂 10g。7 剂。

头 痛 不 寐

罗某，男，47 岁。患垂体腺瘤。术后头痛，不寐，脘腹胀甚，想吃而不敢，欲便而不能，用开塞露导之，虽便胀不减，家属微信求助。余思手术必留瘀，遂拟桃仁承气汤加厚朴枳实生姜一剂以试。药后，便一次，胀略减，后复胀，头痛不止。出院后遂来门诊。

望其面色淡黄少华，舌质淡嫩，苔薄微腻。询知头痛不止，辗转床褥，不能成寐。纳后脘胀，心下沉闷，噫气频频，大便不畅，口苦、口干不思饮。腹诊心下痞，腹软无压痛。切得脉象沉细无力。

脉症相参，此脾胃虚弱，寒热痞结证也。初，患者在京，仅微信询答。四诊不全，一如盲人摸象，难窥全貌。手术留瘀，本系想当然，且未顾中虚而予攻下，显属孟浪。仲圣云"病发于阴而反下之，因作痞也"，所以成痞者，误下故也。其素中虚，误下益虚，致升降失司，浊气聚积而痞。痞则满胀不食，大便不畅。《素问》有"头痛耳鸣，九窍不利，肠胃之所生""胃不和则卧不安"之论，可知头痛、不寐，皆因于胃。故当补益脾胃，辛苦开降，胃和则头痛、不寐皆当随之而愈。拟：

半夏15g、黄连6g、干姜15g、党参15g、炙甘草10g、茯苓15g、陈皮10g、生姜10g。3剂。

二诊：头痛止，睡寐甜，胃纳可，胀满失。舌淡红，苔薄白，齿印多，脉沉细。

昔痞塞胃滞，令半夏泻心前赴建功；今阳弱脾虚，遣附子理中后继立业：

党参15g、干姜15g、白术15g、附子15g、炙甘草10g、茯苓15g、半夏15g。5剂。

胎 盘 残 留

王某，36岁。药物流产后六日，血止一日，自觉小腹坠胀不适，某医院B超检查：宫腔有4.21cm×1.74cm不均质回声区、盆腔积液1.26cm，提示为胎盘残留。需手术清宫，否则，出血难止、贫血、盆腔感染。王忧惧甚，求服中药。

望其体尚壮，少病态，面红润，淡红舌挂苔薄白。询知小腹坠胀，稍快走或持物则坠胀尤甚，腰亦酸困；胃纳好，大便干燥，三日未行；自流产后尿甚频，不急不痛。

切得脉象沉弦，左少腹结急。

胎盘残留，类癥积也。临证所见胞宫有残留，一般恶露不会停歇，今不下应属暂时，后必崩漏。古有瘀血不去、新血不生之说，故遵《素问·至真要大论》"留者攻之"之治，以尽残留。逐瘀之治，虽先贤王清任制有数方，然下死胎、逐残留，余以为不若仲圣方捷。《济阴纲目》将桂枝茯苓丸改汤，名催生汤，用于催生、下死胎、胞衣不下。其覆军杀将，屡屡功成。拟：

桂枝15g、茯苓15g、赤芍15g、丹皮15g、桃仁15g、三棱15g、莪术15g、大黄6g。3剂，每日1剂。

二诊：药两日，不见红，腹不痛，风平浪静。第三日早上疼痛见红，摧枯拉朽，约十分钟，紫黑血块下，痛渐止。今神气清爽，漏红极微，坠胀不再，B超检查子宫无异常，盆腔亦未见液性暗区。除腰微酸困外余无不适。善后方为：

胶艾汤加续断、杜仲。5剂。

痤　疮

王某，女，21岁。病痤疮四年余，甲硝唑、抗螨药，内服外用，杂治不断，时效时不效。望其额颊疙瘩累累，色红赤，右侧靥涡也长几枚，挤则有白色脓样物，已愈者瘢痕暗红，凹陷无序。询知痤疮时轻时重，彼伏此起，微有痛痒，偶有化脓者。胃纳尚可，纳后化差，心下沉，嗳逆多，口舌溃疡左侧未愈，右侧又生，口干苦，食水果则腹胀、矢气频、便溏、便次增多。诊得脉沉细，切知腹软无压痛。

观其脉症，此中虚而上热下寒也。患者虽大学生，然无知甚矣。生活全无规律，饮食不予节制。早饭不吃，喜肥甘辣，不饮开水，唯喝饮料，听信多食水果健康之说，而贪噬生冷果品。晚上熬夜，三竿不起，我行我素，此种痘得痘之全程也。长此以往，脾胃焉能不伤，是以下寒者益寒，上热者益热。额颊痤疮看似火为，实中虚生寒，下寒相逼也。一张娇美脸庞，屡屡遭殃，再难秀洁靓丽，闭月羞花。其治疗，不改旧习，草木之品岂能获效，痤瘢满脸乃迟早之事。因系心之芥蒂，彼满口承诺，一改前非，始予开方。拟甘草泻心汤加味：

炙甘草30g、半夏15g、黄连6g、干姜15g、肉桂10g、党参15g、白芷10g、茯苓10g、生姜10片、红枣12枚。

嘱药后痤益盛，勿恐，不可停药，更不可服清热解毒品。

服后痤疮果盛，后自息。孺子可教，遵余言，清淡饮食、远寒凉、按时息。17剂后未有新起者，仅月经汛前起一二粒，其余诸症也渐消失。此中州复、下寒散，火自潜也。嘱守方续服。

按：《医宗金鉴·外科心法要诀》谓由肺经血热而成，余以为病因非一，余用半夏泻心汤愈者甚多，本案中虚明显，故易甘草泻心汤。若痤长下颏，有肾虚脉症者，金匮肾气丸改汤，加菟丝子疗效甚佳，然生活规律系前提耳。

偏 头 痛

戴某，女，36岁，乌鲁木齐市人。自14岁始，一月左右，无明显原因，头或左或右疼痛一次。病前有幻觉，面前有约1cm长发光条状物（闭眼亦有），渐渐越来越长，约有5cm。半小时左右，条状物消失而头疼开始，呈搏动性疼，次日醒后缓减，持续二三日方止。痛剧时干呕恶心，满头头发卷起，止痛药、吸氧无效，唯吐后立即缓解。

望其面色微黯，舌质淡，有瘀点，苔薄白。询知来北京上学、工作后头疼如昔，复增过敏性鼻炎，每日喷嚏不断，清涕如漏，寒温、尘埃均易诱发，鼻翼、眼、耳甚痒，颈项强。素畏寒，颈、手足、膝盖发凉。胃纳好，口不苦、不渴，大便二三日一次。月经周期准，不痛经，带下多。切得脉象沉缓，诊腹无压痛。

观其脉症，此阳气虚弱，痰饮为患。盖阳气不足，肺之通调、脾之运化、肾之开阖皆难尽职，水液不行五经而为痰饮，如浪上逆，荼毒精明之府，头为之痛。以吐后痛止，本应顺其势吐之，因月经刚尽，阳气虚弱。故先予扶阳表散。

附子15g、干姜15g、炙甘草15g、麻黄10g、细辛10g、白术15g、茯苓15g、葛根30g。7剂。

喷嚏、流涕诸症明显减轻，拟豆豉15g煎汤送下瓜蒂粉3g。

2月19日上午10点半服药，半小时无反应，令饮一杯热水激之，20分钟后肚子痛，上吐下泻，吐蛋清样痰涎约两碗许，中午1点尽。下泄10余次水样便。

喷嚏流涕，耳目作痒，时有发作。项强，手足不温，仍属阳气虚弱，风寒湿三气为患。温补驱邪之治，需持之以恒。

附子30g、干姜15g、炙甘草30g、桂枝15g、赤芍15g、葛根60g、茯苓15g、防风10g、生姜10片、红枣10枚。14剂。

5月27日，微信告知，头疼未作，过敏性鼻炎时有发生。守方续服14剂。

10月3日，微信告知，偏头痛未犯。

哮　喘

陈某，女，25岁，厦门某大学教师。幼时病哮喘，多方寻医，时效时不效，后经中医调治五年未发。彼炯炯睿智，容光藻逸，学校之外另有兼职，皆胜任而无倦意。近因变天引发哮喘，白昼尚可工作，至夜则喘息抬肩，喉中水鸡鸣，胸满如窒，呼气困难，不得平卧。服泼尼松片，用沙丁胺醇喷雾剂，初有效，继亦无济于事。鼻塞咳嗽，涕清如水，痰多清稀白沫，背恶寒，手足不温。胃纳呆钝，口不渴，大便日一行。舌质淡，苔白滑，脉细滑。

脉症观之，此外感风寒，内宿痰饮，气道阻塞，是以哮喘也。《证治汇补》云："内有壅塞之气，外有非时之感，膈有胶固之痰，三者相合，闭拒气道，搏击有声，发为哮病。"治当宣散非时之邪，温化胸膈之痰，若气道畅快，则哮喘何来？拟：

麻黄10g、桂枝10g、杏仁15g、半夏15g、附子10g、干姜10g、细辛10g、五味子10g。2剂。

二诊：当晚哮喘未作，鼻通畅，恶寒止。停药两日复喘。仍发于子夜，端坐至天明，恶心欲吐，胸满食少。舌质淡，苔白滑，脉沉细滑。表寒已去，喘息不止者，当属中虚饮盛，遵《金匮》痰饮篇"短气有微饮，当从小便去之"之治，拟苓桂术甘汤温药和之。

茯苓15g、桂枝10g、白术15g、炙甘草10g、半夏15g。5剂。

三诊：初，哮喘止，痰涎减，诸症皆轻。然未尽剂，子夜哮喘复起。窃思，反复哮喘者，痰饮宿久必有窠囊也。温化之治，仅治其标，难尽其源，是以如潮泛溢也。秦景明《症因脉治》云："哮病之因，痰饮留伏，结成窠臼，潜伏于内，偶有七情之犯，饮食之伤，或外有时令之风寒，束其肌表，则哮喘之证作矣。"《寓意草》云："治痰而不治窠囊之痰，虽治与不治等也……窠囊之痰，如蜂子之穴于房中，如莲子之嵌于蓬内，生长则易，剥落则难。"故需峻药荡之，今胸满呕恶，病邪向上，当投越药以驱。

瓜蒂散3g、豆豉15g。

煎汤送下。

四诊：药后二十分钟，呕吐作，涌出痰涎三碗许。当晚安睡至晨，翌日神气清爽，呼吸畅快。胃纳增，畏寒不再，十余日哮喘未发。自云："多年疾苦，原来病根在胃。"善后之治，拟六君子汤崇土填白。

并嘱避风寒，少肥甘，节晚餐，以防痰饮复聚，窠囊再成。今已过15载，哮喘未作。

癫　痫

王某，女，13岁。素体健无恙，活泼上进。1985年10月10日晚9时许，正做作业，自觉身体不适，便睡卧床上，片刻不省人事，手足抽搐，角弓反戾，掉下床来，口吐白沫，小便失禁，约十分钟始得清醒。翌晨又如是发病一次。发作过后，除神疲体倦外，一如往常。某医院经脑电图检查，提示癫痫。住院旬余未发病，出院两月又发作一次，遂来求诊。

面色黯黄，为痰饮之貌；舌润脉滑，系水湿之象。痰饮水湿，其源本一。脾不健运，肾不鼓舞，从阳化痰，从阴化饮，随气走窜，可至百会涌泉；占据中州则饮食无味，恶心漾漾；痞阻升降则头闷眩晕，痰鸣辘辘；挟风上逆，壅塞经络、蒙蔽神舍则四肢抽搐，神昏无知。《丹溪心法·痫》篇云"痰涎壅塞，迷闷孔窍"，是以为痫。《医宗金鉴·幼科心法要诀》："痰痫平素自多痰，发时痰壅在喉间，气促昏倒吐痰沫，一捻金与滚痰丸。"今痰饮呈向上之势，一捻金、滚痰丸显然不当，宜因势利导，一涌吐之。拟：

豆豉 15g 煎汤送服瓜蒂散 3g。

药后呕吐痰涎甚多，头昏脑涨大减，胃纳亦醒。遵衰其半而止之旨，嘱服脾肾两助丸。若脾为胃行其津液，肾为胃司其开阖，则痰饮定能消于无形。

二诊：痰饮桀骜不驯，并未归川入海，反而再起东山，兴风鼓浪。近日又犯病一次，且体倦嗜睡，头脑涨闷，咳嗽多痰，恶心呕吐，大便数日一行。由此可见，蔓草难图，除恶务尽，前事不忘，后事之师。拟：

豆豉 15g 煎汤送服瓜蒂散 4g。

三诊：吐出痰涎较上次尤多，并有乒乓球大小痰块数枚。吐后精神疲惫不堪，蜷卧少动。虑其窠臼复存，将息三日，又一鼓作气，乘胜而进，投礞石滚痰丸 6g，泻下黏秽甚多。谅邪已净，舍补何为？嘱服脾肾两助丸月余。

随访 30 余年，知病未犯。

附记

患者甥女，10 岁时亦病痫，症状与其姨如出一辙，余亦如是之治，今已逾 10 余年，未见病发。

癫　狂

刘妻，38 岁。1965 年春，适值产后三日，有邻人修建房舍，于居室顶棚取出柴草毛絮车许，乡人谓此狐仙窝也。其闻而受惊，杯弓蛇影，疑惧交加，遂病癫狂，迄今已五年余。乡人以为邪祟依附，用桃木作剑，朱符高悬镇之，皆不应。闻有神汉名果成者，能驱鬼狐，享名忻崞两地，遂延以治，彼下罗盘，悬古镜，驱禳备至，技穷而病依旧。方谓："此非鬼狐之祟，乃病也。"由是舍巫求医，中西医多易，未收寸效。时余仅临证二载，如初生牛犊，慨然应邀。

其夫称，初病一二年间，早晚狂言呼号，高歌奔走，力大无穷，人莫能制。白昼则多睡卧，少言语，足不出户。尚能哺乳，呵护幼子。近一二年很少呼喊狂奔，然仍不理家务，不与邻舍往来。胃口好，体日胖。今春又加病鼠疮，右侧颈项、腋下，瘰疬颗颗成串，一大如核桃者液化，予以手术，并注射链霉素，口服抗结核药已四月有余。然切口不愈合，米泔状水液如泉而涌，腥臭棘鼻。五年中为妻夜不安枕，心力交瘁。家徒四壁，囊中羞涩。俗语云：有啥不要有病，没啥不要没钱，余则二者得兼。言讫，泪下垂膺，泣不成声。

观其面䏈体胖，腹大如釜。神志恍惚，目睛呆滞，如出笼之病鸟。虽语无伦次，尚能应对所问，述其所苦。言称面舌麻木，肢体疼痛，重如灌铅，起坐须人搀扶。背寒如掌大约十余年。右肋下有鸡蛋大小一物，摸之应手，时而窜痛，时而复无踪影。舌体胖大少苔，脉来沉滑有力。

脉症相参，此痰饮为患也。《临证指南医案》云："狂由大惊大怒，病在肝胆胃经，三阳并而上升，故火炽则痰涌，心窍为之闭塞；癫由积忧积郁，病在心脾胞络，三阴蔽而不宣，故气郁则痰迷，神志为之混淆。"本案伤于惊恐忧思，致气结气乱而痰饮生成。蔽障神明，蹂躏躯骸，痰火时狂，饮郁时癫。病虽五年，脉症不弱。治当峻剂攻逐，待衰其半，再调脾胃，拟十枣汤加减。

甘遂、大戟、白芥子各2g，研末，空腹，红枣10枚煎汤送服。

当晚，竟能自行起坐。连服四日，神识思维明显改善，目睛有神，开始料理家务，体痛身重大减，瘰疬渗出已止。唾手得陇，望蜀非贪。改用六君子汤调理，用药一周，症状反不如前。复用原方（6g/d）四十六日，神志一如常人，诸症杳如黄鹤。半年后，居然又老蚌含珠。

按：余用甘遂、大戟下痰饮，服后多泄水如注，或腹痛呕吐，而此例连用四十余日，从未腹痛呕泻，亦无其他不适，更无伤正之象，足证有故无殒非妄说也。曾书俚诗记之：

> 蒲公笔下走狐仙，
> 或讽或颂喻人间。
> 若谓鬼魅今犹在，
> 杏林自有"钟馗"鞭。

眩　晕

读《金匮要略》中风篇，至侯氏黑散多一掠而过。一者历代诸多注家认为非仲圣所作，二者药多品杂，对其功力存疑。近临一案，方知沧海遗珠。

严某，女，73 岁，海口与余为邻。云 21 岁病脑梗，失语、右上肢不遂，治疗及时未留后遗症。30 岁患眩晕，时轻时重，初血压正常，近 10 年始高，日服依那普利 10mg，一般在 140/86mmHg 左右；2010 年做心脏二尖瓣置换术，今年 8 月行胆结石术。术后眩晕复作，天旋地转，恶心欲呕，不能转侧，行动维艰。双耳甚胀，昼夜不止，已三月余。望其面白少华，唇枯失荣，舌淡红，苔白腻。询知胸闷时痛，喜叹息，痛时自服救心丸求减。胃纳呆，大便鸭溏，一日三次，饮食稍冷即泄泻。小便利。头、胸时发热汗出，口干苦，不思饮。诊得脉象沉弦细，腹软无压痛。

审症察脉，眩晕似属脾胃虚寒，肝郁气结，痰气上扰。拟四逆散加半夏厚朴汤疏肝降逆，祛湿化痰：

柴胡 15g、枳实 15g、白芍 15g、甘草 10g、半夏 15g、厚朴 15g、茯苓 15g、紫苏 10g、瓜蒌 30g、桂枝 15g。5 剂。

二诊：眩晕耳胀不减，近胸痛发作频繁，救心丸可减者，疑其冠心病心绞痛也。由气滞、痰凝、血瘀，致心络痹阻也。拟：

柴胡 15g、枳实 15g、赤芍 15g、甘草 10g、桂枝 15g、桃仁 10g、红花 10g、茯苓 15g。5 剂。

三诊：服药三日，胸痛加剧，患者自谓心绞痛。傍晚呼余至其舍，但见气喘不休，神情紧张，手足不温，舌向右歪，双手握力相近，语不謇涩。右脉无，左手弦细。证有中风象，又不能排除心梗，打 120 急诊。

四诊：省医院 CT：心脏增大、脑梗、双肺下叶纤维灶。心脏标志物、心肌酶化验排除心梗，遂出院治疗。余黔技告罄，辞以不敏，奈彼不允，勉为其难，续为诊之。刻下仍眩晕耳胀，纳呆恶心，口不苦，大便日三行，后重不畅，胸闷痛，畏寒，四肢沉重，下肢冷。舌歪质淡，苔白腻。右脉无，左沉弦细。

脉症相参：此中阳虚弱，酿湿生痰，肝风夹痰上扰之证也。盖脾虚失运，纳呆便溏，四肢重烦；中阳不足，则畏寒肢冷，停饮生痰。素有风邪所伏，夹痰上扰，蒙蔽清窍，是以耳胀眩晕。考眩晕一症，《素问》"诸风掉眩，皆属于肝"，仲圣主痰饮，景岳主虚损，临床分别有治方，而风、痰、虚集一体者，侯氏黑散之鹄也，遂改散为汤以投。

菊花 15g、白术 10g、茯苓 10g、人参 10g、当归 10g、川芎 10g、细辛 3g、桂枝 10g、防风 10g、干姜 10g、牡蛎 15g、桔梗 10g、白矾 3g（冲）。5 剂。

五诊：一剂后恶心呕吐，自认白矾所致，遂去白矾继续服完 4 剂。之后眩晕耳胀大减，可独自行走。胃纳增，恶心止，胸痛失。腿足仍冷。舌苔白腻，右脉已显，左手弦细。

药已中病，守方 7 剂。

眩晕、胸痛再未发作，如此顽证，未几竟愈，侯氏黑散功不可没，作歌以记：

> 侯氏黑散中风方，
> 归芎苓术矾防姜，

参芩桔梗桂细蛎，
重用菊花酒作汤。

便　秘

董某，女，13 岁。自出生后即 4～5 日一便，甚至 1 周者，干燥坚硬，几经努挣方下，或用开塞露以导（最难时坐马桶一下午不便）。胃纳可，口干思冷，腹不胀。患儿明目朱唇，面无病色，舌红赤无苔。诊得脉象细数，腹软无压痛。

脉症相参，此阴虚便秘也。哺乳期便秘，可知其先天不足。津液亏虚，难以洒陈六腑，致肠道枯涩，传导之官失职，是以便秘。与大论 244 条之"不更衣十日，无所苦"相似，皆津液不足使然，绝非阳明燥屎内结。治当滋阴益津，所谓增液行舟也。芍药甘草汤，酸甘化阴，缓解挛急，宽松肠壁（先师刘绍武先生谓，白芍系平滑肌之松弛剂），加生地滋肾生津，补益先天，增百合润肺益金，金旺生水，四药联手，"以津液当还入胃中"，共解燥涸之难。

白芍 20g、炙甘草 10g、生地 30g、百合 30g。7 剂。

二诊：停药已十余日，仍一日一便，舌淡红，苔薄白，脉象细数。今津液得下，传导有为，为长治久安，守方 7 剂。

烧 裈 散 案

刘某，男，41岁，中医学校毕业，未业医而从政。称
倦怠少气，手无缚鸡之力三日。头重不欲举，视物昏花，
身畏寒，饮水即发热汗出，阴囊时有抽缩入腹之感，周身
有难以言状之苦，夜间辗转反侧不得眠，烦恐莫耐。视其
面色苍黯，舌淡红，苔薄白。诊得脉象沉缓。询知饮食尚
可，二便无异，腰脊不楚，膝胫不酸。更询："病前外感
乎?"曰："否，唯使内耳。"

房劳伤肾，肾阴虚也。阴虚则津亏、阳亢，今腰不
痛、胫不酸，亦无头晕、耳鸣等症，阴虚诊断，难以成
立；头重不欲举，少气乏力，与《素问·生气通天论》"因
于湿，首如裹"及《金匮要略》"腹重如带五千钱"相近，
为湿浊所致，然纳化如昔，二便正常，亦无苔腻、脉滑，
湿邪羁伏，显然亦非；恶寒、汗出似桂枝汤证、芍药甘草
附子汤证，心烦不寐若栀豉汤证、猪苓汤证，然亦似是而
非。聆视诸症，无主无宾，若雾里观花，颇感茫然。殚思
再三，忽悟此阴阳易烧裈散证也。阴阳易之为病，余以为
同房后所发之病证也。今患者未外感，妻亦康健无恙。阴
易? 阳易? 姑且置诸高阁，遵有是证用是方之教，不可落
房劳补肾之巢。嘱制烧裈散以服。彼面有难色，曰："无
药可治，何以服此?"余示《伤寒论》令彼阅之，方首肯
服用。

娶妻阴处裤裆布约四五寸，烧灰，分早、午、晚三次温开水送服。

药后当晚睡寐安甜，翌日头重大减，阴缩不再，仍微有寒热。三次药毕，诸症尽失。

学医初，每读《伤寒论》，总咀字嚼句，奉为圭臬。惟对392条"伤寒阴阳易，其人身体重，少气，少腹里急，或引阴中拘挛，热上冲胸，头重不欲举，眼中生花，膝胫拘急者，烧裈散主之"心存疑窦。尤对喻昌"男病传不病之女，女病传不病之男，所以名为阴阳易"之说难以苟同，岂有房后病者不病、健者反病之理。至于烧裈散，虽不敢云荒诞无稽，然颇不以为然。后先师李映淮云，其父李翰卿诊治多例，用本方疗效确切。强调小腹疼痛牵引阴部拘挛，头重不欲举，神倦乏力，少气懒言为本证必有之症。师其说，临床株待，果有其病。

带 状 疱 疹

任某，男，79岁，农民。头右侧出带状疱疹一周，点滴阿昔洛韦、口服板蓝根等抗病毒药物，疼痛毫不见轻，于2006年11月3日来诊。

翁白发苍颜，面多耆斑，右眉上、太阳至百会之域，疱疹大如黄豆，三五成群，疱液浑浊发黄，疱疹间肤色不红，右目胞水肿似囊，舌质淡，苔薄白。询知痛如针刺，顷刻不停，夜间尤甚，不痒不灼。口不苦、不渴，胃纳如昔，大便正常，小便清频。足冷，至晓不温。诊其脉，沉而细。触其腹，小腹不温、不仁。

带状疱疹，临床所见湿热者居多。本案老翁步履蹉跌，桑榆之景，肾气亏虚，阴阳二气不足，是以一派正气虚弱、邪毒嚣张之象。其湿热不著，板蓝根辈显非所宜。若一见疱疹，便投苦寒之品，诸如板蓝根、马齿苋、贯众，虽系中药，实违中医之道。如张飞羽扇纶巾，岂可视为孔明。倘继续用之，必苦寒败胃，阳气益虚，邪毒益盛，叵测之症，恐将萌生。治宜温阳益阴，缓急定痛。拟金匮肾气丸改汤合芍药甘草汤治之：

熟地 24g、山药 12g、山茱萸 12g、茯苓 10g、泽泻 10g、附子 10g、肉桂 10g、白芍 30g、炙甘草 15g。5 剂。

11 月 10 日二诊：疼痛大减，疱已吸收，局部皮损干裂将蜕，目胞水肿消散。昨日感冒，微发热，恶寒，鼻塞，无汗，恶心欲吐，饮食不思，胸胁苦满，足冷，口微苦，舌质淡，苔薄白，脉象沉细。

脉症相参，此太阳、少阳、少阴合并证也。阴证发热，为阳气回复，正胜邪退之佳兆。宜顺其势益之散之。拟小柴胡汤合麻黄细辛附子汤：

柴胡 12g、黄芩 10g、半夏 10g、党参 10g、甘草 6g、附子 10g、麻黄 10g、细辛 10g、生姜 10 片、红枣 12 枚。

许其女 1 剂可，若不愈，汝来取药，翁不必至也。后果晏然。

顽固呕吐

郭某，女，18岁。12岁始，每半月至一月，必呕吐。一无饮食自倍，二未着凉食冷，亦未食入不洁之物。其间，虽饥渴不能食饮，强行饮食，尽皆吐出，翻江倒海，乃至呕出胆汁，持续四五日方止。致精疲力尽，委身于炕。将息几日，则饮食二便渐复正常。六年中寻医不断，先后住山西省某儿童医院17日、某院20余日，做心电图、脑电图、CT、核磁、B超、消化道造影、化验多种项目，均未见异常。建议赴京诊治，因囊中羞涩未成。初注射甲氧氯普胺可止，后罔效，改氯丙嗪方止。故之后病即注射之，注后沉睡一日，醒后如昔。

望其羸弱憔悴，肌瘦容恹，虽豆蔻年华却少娇艳之色，舌淡红，苔白薄。询知呕吐于凌晨五六点，尽系前日所食之物。腰脊酸痛，胫膝发冷，手脚不温，经行后期，量少色暗，汛期腹痛。诊得脉沉细弱，腹软无压痛，脐下动气筑筑。

六年呕吐，可谓顽痼矣。脉象沉细，四末不温，吐出完谷，月经后期，皆肾阳虚弱、冲脉之病也。陈修园《医学三字经》谓"呕吐哕，皆属胃"，然此非也。寅卯正是阴盛阳虚之际，《景岳全书·泄泻》云："肾中阳气不足，则命门火衰而阴寒独盛，故于子丑五更之后，当阳气未复，阴气盛极之时，即令人洞泄不止也。"同理，肾阳虚，阴寒盛，厥逆上冲亦可令吐。《傅青主男科·呕吐门》亦云："世人皆以呕吐为胃虚，谁知由于肾虚乎！"以冲脉与肾经相并，虚则逆气里急。故当益火滋水，补肾降冲。拟金匮肾气丸改汤加味：

熟地 24g、山药 12g、山茱萸 12g、茯苓 10g、丹皮 10g、泽泻 10g、肉桂 10g、附子 10g、芡实 15g、紫石英 30g、牡蛎 30g。7 剂。

二诊：肾得补则职司封藏，冲脉降则海不扬波。两月余仅呕吐一次，未用氯丙嗪自止。守方 7 剂。

三诊：复居两月，未见呕吐，彼面色红润，羸容已失，诸症亦轻，脉象沉细。呕吐虽顽，溯源寻根，终算就范，为求完善，嘱肾气丸连服二月。

按：五更病症，多责肾阳虚弱，故凌晨腰痛、咳喘、喷嚏、奔豚、泄泻等病症，温阳补肾，多可获效。

漏　汗

蔡某，男，66 岁。2017 年行胃癌切除术，2018 年行肺癌切除术。本月初感冒，恶寒、头痛，医生开阿莫西林、感冒灵，凡六日，病不解。自服对乙酰氨基酚、复方氨酚烷胺片，大汗出。之后，汗绵绵不止，身倦无力，历时半月许，于 2021 年 3 月 29 日来诊。

望其面色㿠白，睑垂肌弛，头汗津津，精神萎靡，厚衣紧身，舌质淡，苔白薄。询知不热畏寒，胃纳欠佳，大便日一行，小便难。诊得脉来沉细无力，胸腹无压痛，汗黏发凉，双手不温。

察色按脉，此误汗阴阳俱伤也。经两次癌瘤荼毒，阳气亏耗、阴血虚损必然也，故从头至足皆有不适，再难气血冲和，岁月静好。外感寒邪，本应扶正祛邪，选用麻黄附子甘草汤、桂枝人参汤类方者，奈何反投阿莫西林、感冒灵苦寒之剂，其不效显而易知也。且病者昧，一次吞二药欲求吹糠见米之效，殊不知二药合用，汗力甚巨，致一误再误而成坏病，所幸胃气尚可，未致亡阳。遵大论68条"发汗病不解，反恶寒者，虚故也，芍药甘草附子汤主之"，拟：

白芍30g、炙甘草30g、附子15g、红枣10枚。2剂。

药后，若春风送暖，果汗止，畏寒不再。嘱服肾气丸、附子理中丸以补脾肾，务使阳气充沛，城池高深，方可"不教胡马度阴山"也。

崩　漏

班某，27岁，2009年10月28日初诊。今年4月药物流产，其间出血甚多。之后带下如注，月经量少，延期10余日方尽。8月份淋漓月余，求治于西医，B超检查：提示子宫内膜炎。用宫血宁、抗生素等治疗方止。9月24日经汛，淋漓至今，服归脾汤加仙鹤草等不效。因漏久不愈，日渐萎悴而春愁难遣。

望其体胖面白，神色憔悴已少玫瑰风姿，唇淡不荣，舌淡嫩滑尽显不足之象。询知经水量少色淡，少腹不痛。胃纳尚可，口不干，不欲饮，大便溏稀，一日二行。手足发冷，背脊畏寒，腰胫酸痛，体倦乏力。诊其脉，沉细无力。触其腹，腹软无压痛。

脉症相参，此阴损及阳，阴阳气俱不足，不能敛摄而漏也。盖药物流产，失血多，之后崩漏久久，致气血两亏、阴阳俱虚，服归脾汤不效者，斤斤于气血而未顾阴阳虚损也。阴阳互根，荣辱与共，阴阳气血俱虚者，当以扶阳育阴为先。观其畏寒肢冷，舌淡脉细，便知阳虚阴弱。陈恭溥《伤寒论章句方解》云"芍药甘草附子汤，育阴扶阳之方也"，阴阳复，血自摄。拟芍药甘草附子汤：

白芍10g、炙甘草10g、附子10g。3剂。

二诊：漏止。方既中病，需循序而进，一气呵成。以其神疲乏力，手足不温，拟归脾汤加附子治之。

血　精

李某，74岁。七年前某日，同房后发现血性精液。寻医，据B超等检查，诊断为精囊炎。遵医嘱服用头孢，禁欲。然房事易戒，梦遗难禁，遗泄仍呈赤色，虽不频繁，却总现之。斗转星移，曩昔症状不减，反增小便不利，尿前有血。某肿瘤医院膀胱镜检无异常，化验肿瘤标志物正常，B超：前列腺肥大。服非那雄胺、特拉唑嗪，其效不显，于 2021 年 5 月 12 日来诊。

望其形体虚胖，面颊着斑圈圈点点，步履略显蹉跌，舌质淡，齿印深，苔白腻。询知素畏寒，背尤甚，稍冷便咳嗽。常眩晕，低头、睡卧时天旋地转，服氟桂利嗪、倍他司汀可减，停则复晕。胃纳尚可，口渴思饮，大便日一行，小便急，尿等待，余沥不尽，夜里频数。茎囊不痛，亦无触痛。诊得脉象沉缓，腹软无压痛。

肾者，生命之本，肾阳充则尧天舜日，气血衡常。肾阳虚衰，一则封藏失职而见失精，正如《诸病源候论·虚劳精血出候》"肾家偏虚，不能藏精，故精血俱出也"；二则阳气虚弱，膀胱气化不力，水饮积蓄，津液不能四布，是以口渴、小便不利、巅眩……。状虽林林总总，究其因则一。可见主沉浮者，阳气也，故其治但扶真阳。陈修园"有梦遗，龙胆折"之说，系指少年相火旺者，年长者虽梦遗亦非火旺，乃虚阳上越也。此时若进苦寒，必拔肾根。拟五苓散加附子，助桂枝扶益真阳，以行封藏、司气化，更加牡蛎潜镇上越之阳。

桂枝 15g、茯苓 15g、猪苓 15g、泽泻 15g、白术 15g、附子 30g、牡蛎 30g。

二诊：16 剂后虽有梦遗，然无血也。尿前不红，小便不利，眩晕诸症亦明显好转。痊门已启，药不可辍，数年之疾，岂能一气呵成。守方续服。

或谓古稀尚梦遗，岂可云虚？曰：稍冷即咳，足证脏长被伤，阳气式微。阳虚则阴盛，逼虚阳上越而梦遗，绝非廉颇不老也。

泄　泻

　　徐某，女，35岁。腹痛泄泻四年余，2009年2月10日某医院做结肠镜检，诊断为结肠炎。中西药迭进，或效或不效，而痛泻终未休止。近服大柴胡汤加干姜、茴香月余，日日所下脓秽甚多，自度脓便不绝者，必肠道腐溃成疡也，心颇恐惧，于2010年6月2日来诊。

　　望其面色晦黄，身圆体胖，大腹便便，舌淡红，苔白腻。询知胃纳呆钝，腹胀肠鸣，脐腹发冷，一般日泻一二次，里急后重，饮食稍冷或春秋换季则泄泻益甚。时眩晕，小便利，手足冷。月经周期准，量多，经期全身水肿，小腹疼痛。诊其腹，脐周拒按，然无固定之痛点。切其脉，沉滑不足。测得血压160/100mmHg，超声检查报告：子宫肌瘤0.9cm×1.0cm。

　　析其病证，此痛泻为脾阳虚弱，寒饮留宿也。脾阳虚则不能腐熟水谷，变化精微，反酿为痰饮。饮邪积聚，痹阻阳气，故见腹痛畏冷，手足不温；饮邪流聚无常，是以无固定之压痛也。着凉、换季即泻，足证阳气式微，饮邪留注也。大柴胡加姜茴，虽变寒下为温下，然脾虚寒饮者则不相宜，下之徒伤脾也，治当温阳化饮。拟：

　　茯苓15g、桂枝15g、白术15g、炙甘草6g、半夏15g、木香6g、生姜10片。7剂，日服1剂。

　　二诊：痛泻止。大便日一行，无脓秽，腹甚舒，胃纳增，脐腹冷感大减。舌淡红，苔白腻，脉象如前，诊腹拒按不再。苓桂术甘汤温阳化饮，治根治柢。今苍龙已缚，需因循守旧，方不可更。

守方 10 剂，并书桂枝茯苓丸，早晚各一丸，以消子宫肌瘤。

7 月 28 日三诊：痛泻再未发生，测得血压 130/80mmHg，超声检查子宫肌瘤消失。痊途一帆风顺，医患皆大欢喜。未予书方，嘱饮食调理之。

眩　晕

肖某，男，60 岁。眩晕三年余，发病无规律，病则天旋地转，恶心欲吐，双耳蝉鸣，不敢睁眼，不可少动，卧息几日渐止。某医院 CT 检查，脑部未见异常，诊断为梅尼埃病。多方寻医，杂治不愈，昨又犯病来诊。

望其面色晦黄，睑垂黯淡，舌质淡，苔白滑。询知头重甚，腹满闷，呕恶不欲食。平时胃纳尚可，大便溏，日一次。小便不利，夜间尤甚。素就畏寒，四末不温，口干，不思饮。常汗出，易外感，感冒不发热，唯鼻塞、清涕如注而已。诊得脉沉细，腹软无压痛，心下有震水音。

仲圣云"心下有痰饮，胸胁支满，目眩"，观其脉症，正属此也。盖脾阳虚弱，水饮内生，上犯则心下逆满，恶心呕吐；蒙蔽清窍，是以天旋地转，日星隐曜。治当温阳健脾，培土制水，方可海不扬波。拟苓桂术甘汤加味：

茯苓 30g、桂枝 30g、白术 15g、炙甘草 15g、附子 30g、生姜 10 片。7 剂。

嘱少肥甘、远寒凉、节晚餐，温养脾阳，否则，阴风怒号，浊浪排空仍会重演。

二诊：眩晕止，畏寒减，可见阳虚饮盛为始作俑者诊断不谬。守方 7 剂。

后因腰、足跟痛来诊，云眩晕未作，且很少感冒。